雖然想死，但還是想吃辣炒年糕 2

陪伴「輕鬱症」的你，與不完美的自己溫柔和解【與精神科醫師的14週療癒對話】

白洗嬉——著
尹嘉玄——譯

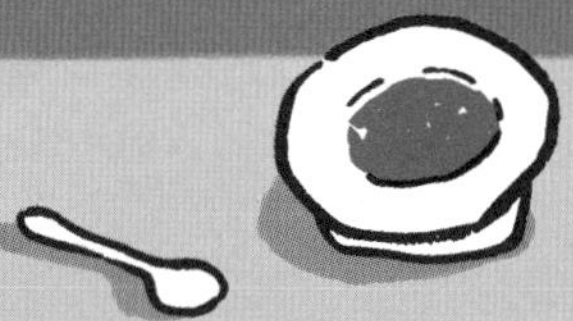

本書是經過與精神科醫師達成協議後出版，
醫院相關資訊則因當事人要求不予以公開，
關於這點還請各位讀者海涵見諒。

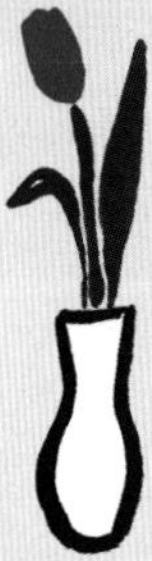

作者序

面對自己從未察覺的傷痛

籌備《雖然想死，但還是想吃辣炒年糕2：陪伴「輕鬱症」的你，與不完美的自己溫柔和解【與精神科醫師的14週療癒對話】》的期間，我思考自我憐憫一事許久，因為很多時候，過度的自我憐憫會使我深陷憂鬱。我的內心有許多尚未治癒的傷痛，透過接受精神科醫師的治療，才使我逐漸明白那些傷痛的種類以及背後成因。

然而，了解這些傷痛與可憐這些傷痛是兩回事，雖然自我憐憫不全然是壞事，但是人們之所以對此戒慎恐懼，我猜也許是因為會把自己的傷痛無限放大、把別人的傷痛等閒視之的緣故，而我則深怕自己也會成為這樣的人。

隨著內心傷痛因接受治療而逐漸淡化，我發現自己反而變得比以往更加脆弱，因為我可以更輕易地想起那些被我深埋於心的傷痛，然後經常陶醉在那種憂鬱的情緒裡。

熟悉感會使我感到安穩，所以每當憂鬱或空虛來襲時，我會盡快打開熟悉的憐憫之門，讓自己躲在裡面，那是我獨處多年的空間，而且明明可以輕鬆地重新走出來，我卻總是選擇把自己關在裡面，甚至把門鎖上，寄生在那裡，享受著熟悉的痛苦與悲傷，彷彿隨時都能重回原點一般。

如今，我已經不再把憂鬱症視為是心理得了風寒，對於和我一樣長年被憂鬱症糾纏不休的人來說，反而比較像是一種不治之症——雖然可以痊癒，但需要經過一段漫長又困難的旅程，並且持續管理——所以我決定放棄「痊癒」兩個字，接受「人生本就是如此」的事實，尋找方法讓自己在面對憂鬱來襲時不再重回那熟悉的空間；亦即，純粹去感受那些傷痛，不拿自己與他人的傷痛作比較，也不再可憐那些傷痛，如此一來，才不會又躲進那憐憫的漆黑小房間內。

對於想要徹底克服憂鬱症的人來說，這本書可能不會是一本很好的指南書。然而，要是能藉由自揭傷疤來讓大家發現自己從未察覺到的內心黑暗面，那麼我認為這樣便足矣。我已經牽起許多人的手，我還想要與更多人攜手並肩前行。

白洗嬉（백세희）

目次

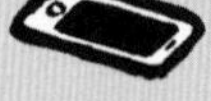

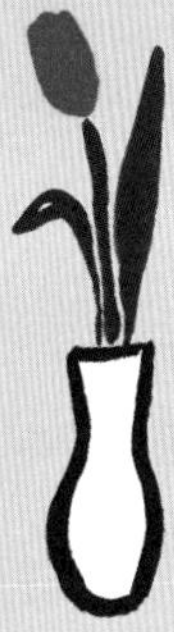

痛苦就像是煤氣。

一個空房間裡，如果注入某一定量的煤氣，

則不論房間多大，煤氣都會完全均勻地瀰漫。

同樣地，痛苦不論大小，

都會完全充滿人的心靈和意識。

因此，人類痛苦的「尺度」，絕對是相對的。

摘自弗蘭克（Viktor Frankl）的

《活出意義來》（*Man's Search for Meaning*）

想要被人愛有什麼不好？

即將迎接週末到來的清晨，我拿起羅珊・蓋伊（Roxane Gay）的新書《飢餓》（*Hunger*）來拜讀，她是我很喜歡的一位作家，這又是她第一本回憶錄，所以我滿心期待。然而，我也不曉得自己到底怎麼了，竟然才讀到前面幾頁就忍不住淚流滿面，閱讀過程中我甚至反覆拾起又放下、打開又闔上，一會兒覺得心理難受到實在讀不下去，一會兒又決定繼續閱讀，而且過程中我淚流不止，直到那時才明白，原來我一直對自己不夠坦白，還敢大言不慚地寫出「展現內心陰暗面，也是使自己自由的方法之一」這種話。緊接著，那些早已被我遺忘、因為得不到愛而寂寞悲傷的童年記憶，全部（可能也不到全部）在我的腦海裡展開，一覽無遺。

我從國中時期就一直有愛慕的對象，只是那些人最終都沒有接受我的告白。猶記國三那年，我抓著暗戀男孩的衣角在和他嬉鬧，我們兩個就像普通朋友一樣要好，但是可能我表現得太明顯，他的朋友當時就在一旁起鬨，不停說著：「白洗嬉一定是對你有意思！」害得那名男孩滿臉尷尬。高中時甚至有愛慕對象在得知我喜歡他以後，便開始把我當透明人對待。有些人會玩弄我對他的真心，有些人則是藉由我而喜歡上我的好姊妹。當然，我也有被人愛的經驗，但奇怪的是，我總是會專挑內心受創的片段來重溫記憶，而且因為記憶模糊，所以很可能被我加油添醋過也不一定，將其改編得更嚴重或者更戲劇化。

不過到底為什麼我的戀愛總是如此被動，以及為什麼我老是會對自己主動拉近距離的人際關係感到惴惴不安，這些事情似乎也理出了一些頭緒。我受困於「原來我喜歡的人並不喜歡我」「我想要得到某人的喜愛，也或許是得到所有人的喜愛，但我始終還是得不到愛」等想法，然後厭惡自己，將自己視為不具資格被愛的人，也懷疑自己哪來的勇氣去愛人。

昨天我對男友吐露了這一連串的想法，我不是勉強說出口的，但是我對於隱藏在內心深處的疑慮——到底為什麼要對男友說這些？說了以後難道心理會舒服一些嗎?——毫無把握,因為我很擔心要是被男友看穿我是如此卑微、不被人愛、不受重視的存在,他可能就會對我感到大失所望。

醫生　(因感冒而梢聲,幾乎不能說話。)

我　醫生,我本來好好的,但是在某個瞬間突然崩潰了。接受治療的話有辦法改善我的內心恢復力嗎?我有想過也許接受治療會讓我的心理恢復速度快一些。我閱讀了羅珊·蓋伊寫的《飢餓》,簡單來說是一本將自己身體、人生、思維攤在陽光下的書,展現了許多內心陰暗面。我才讀到前面幾頁就淚流不止,而且該怎麼說呢,突然有一種被我壓抑已久、想要遺忘、抹去、撕毀的記憶瞬間湧現的感覺,這是有可能的嗎?

醫生　當然嘍!

我　這對我來說是很神奇的體驗,閱讀那本書時,過去的記憶宛如環景圖般一字展開,我急忙將那些記憶依序抄寫在便條紙上,然後我發現自己其實不夠坦白。當然,我們不可能要求自己對別人無條件的坦白,但是我發現原來就連對自己，我都不夠誠實磊落，只有一直站在自己能夠承受的安全範圍內。當我領悟到這項事實時，我崩潰到難以復加，（尋找便條紙）也就是說，我發現自己並沒有完全接納自己，沒辦法擁抱過去，所以想要銷毀過去，也發現自己其實一直在壓抑，感受到現在與過去的自己密不可分、卻也很難合而為一，處於一種進退兩難的尷尬局面。

比方說像這樣：假如不能承認過去的自己，不如乾脆掩蓋掉，滿足於現在的自己即可，但偏偏我又做不到，儘管現在已經不同於以往變得更加堅強，最終，我還是會糾結於過去，心想著：「唉，我依然是以前的那個我，現在的我只是個皮囊。」

醫生　可以說得再詳細一點嗎？

我　（我告訴醫生自己從小得不到愛的事情）我昨天還在煩惱到底該先對您說，還是先對男友說，不過今天看到您身體不適，慶幸自己選擇了先對男友說（畢竟醫生處於不便說話的狀態），否則我今天的狀態一定很糟。我知道每個人的治癒方式不盡相同，我也不認為每個人都一定要坦白，沒有什麼事情比強迫人坦白、逼迫對方說出口更暴力的，但是最了解我的人終究還是自己，對於我來說就算再痛苦，開誠布公也比掩蓋逃避來得踏實自在，這是我一直以來重獲心靈自由的方法。正因為我選擇說出來，那些事情才變得沒什麼大不了，自己也變得更堅強，不論是家境貧困還是異位性皮膚炎等問題，皆是如此。

我覺得自己好像還沒準備好把真正想要掩蓋的過去掏出來讓所有人知道，這是我自己的解讀，所以一直把那些事情深鎖在潛意識裡，假裝沒這回事，但其實那些傷痛並沒有被治癒，只是被收藏在某個角落，我也有試著往好處想過，或許現在的我已經可以接納那些傷痛，所以才會重新想起也不一定。

醫生 對男友說這些事情時，都沒有感到痛苦嗎？當時是什麼樣的想法呢？

我 我有擔心過他會不會從此以後就開始瞧不起我，雖然有感到焦慮不安，但還是想要全盤托出，就像我之前對您說過的，我是屬於「全部攤給你看，要去要留隨便你」的那種性格，但是我發現男友根本不能理解我為什麼會擔心被他瞧不起，或者深怕他對我感到失望。當我對他說「過去我總是厭惡自己凡事往負面想」時，他反而告訴我自己從來沒有因為誰長得醜、身材胖、皮膚不好而討厭或者瞧不起誰，只要對方沒對他造成傷害或威脅即可（要是世界上只有這種人該有多好），甚至反問我這不是理所當然的嗎？但是我……對，的確如他所言是再理所當然不過的事情，可我卻一直沒有將其視為理所當然，畢竟過去總是有同學認為我的皮膚很噁心，或者認為我很醜（可是我並不認為自己很醜，也許是真的不太好看），抑或是身材太胖之類的。每當我暗戀某人時，對方都會認為被我暗戀是一件可恥、不愉快的事情，這些經驗都對我造成滿大打擊，也奠定了日後我看待自己的眼光和角度——「原來我是令人厭惡的人，我的價值僅只值那一點」。更令人厭惡的是，我把別人看待我的眼光照單全收，不僅內化，甚至還被徹底洗腦，當有人愛慕我時，我會用同樣的標準瞧不起對方，執著於身材所以討厭胖男，雖然思緒雜亂無章，但也在不知不覺間成了我看待異性的標準。

醫生

總之，當我全盤托出以後，反而覺得好像也不是多大的事情，不，應該說還是會很有感，但好像也沒什麼大不了，讓我不禁覺得可能對某些人來說真的沒什麼，會認為「所以這到底有什麼問題？」也不一定。

當我們只有暗自心想時，往往會參雜著情感，包括「事發當時的情感」，但是當我們說出口時，就會變成是站在第三者的立場，用理性客觀的角度去看待事情。

我

是啊，還沒說出口時，當時的記憶、羞恥心等情感統統都混雜在一起，一直覺得是一件很嚴重的大事，但是當我真的說出口以後，情感和時間反而消失無蹤，只剩下單調無味的語言，所以我甚至覺得有點嘔，「天啊，那些令我痛苦不堪的經驗竟然說出口以後就成了沒什麼大不了的事情」，搞得好像是任何一名青春期學生都會煩惱過的問題一樣，也彷彿是我自己太小題大作。

醫生

如果拿現在和過去相比，就會發現當時的自己其實是還沒有能力去承受那樣的痛苦，等於是把那些痛苦暫時封存在自己的祕密盒子裡而已，因為當時的妳，內心還沒有餘力去承受這般痛苦，然後面對愛慕妳的人，也會心想：「現在的我已經在咬牙苦撐了，要是對方再踩到我某個內心創傷，對我造成二度傷害的話怎麼辦？」於是乾脆將喜歡的情感直接掩埋，然後不斷地掩蓋那些傷痕，久而久之，甚至忘了這項事實。

但其實著眼現在，妳的人生已經有一名心愛的男友在身邊，朋友圈子一定也不同於以往，異位性皮膚炎也改善了很多，不是嗎？我相信當初妳一定被這些問題困擾得痛苦不堪，但是現在的妳其實已經能將那些事情視為過去的傷痕，「當時真的好痛喔，現在竟然完全好了耶，甚至沒留下任何疤痕」，或者已經能夠看著疤痕暗自心想：「對吼，當初這裡有受過傷。」

我　（又痛哭流涕）唉，真的是這樣沒有錯。

醫生　實在抱歉，我的嗓音……。

我　不、不，沒關係。閱讀《飢餓》那本書時，真的有一種我的祕密盒子、已經封裝好的祕密盒子瞬間被人拆開的感覺，也有可能是被我自己拆開的也不一定。總之，現在覺得心情如釋重負，雖然可能還需要多加練習，但現在的我似乎比較能坦然面對別人對我的高度評價，至少可以淡然自若地回應對方：「其實我小時候長得很醜，也沒什麼人喜歡我。」

醫生 嗯，就像妳剛才說的，當妳在對男友說這些事情時，妳有觀察男友的反應不是嗎？這就表示現在的妳，已經進步到可以向對方全盤托出、甚至觀察對方的反應，我希望妳可以認知到這一點，現在的妳已經不再是當年那個妳。

我 嗯，變得堅強許多。其實我很討厭過去的那些陰影和傷痛對我影響至今，可能是因為我不想要讓自己始終擺脫不了過去的關係吧，所以像一些勵志語錄會提到，「過去什麼都不是，那已經不再是你」這種話就對我很有幫助，但是我透過自身經驗體會到，過往的那些不愉快，多少還是會對現在有所影響……。

醫生 這是個很不錯的經驗。妳是在什麼樣的因緣際會下閱讀到那本書的呢？是別人推薦妳的嗎？

我　沒有，我只是習慣性地會去確認最近出版了哪些新書，這也是我的興趣，會去網路書店上看新書資料簡介，主要是《飢餓》這個書名先吸引了我的注意，然後「關於身體與飢餓的告白」這句文案也映入我眼簾，再加上我很喜歡閱讀回憶錄，所以就點開書介看了一下，沒想到光看書介就很難過，讓我迫不及待想要買回來拜讀。不過好笑的是，我只有把它放進購物車裡，拖了好幾天都沒有結帳，可能是基於既想要讀、又不怎麼想讀的本能吧，最後是覺得「唉呀，算了，還是結帳吧」才買回來的，當時又剛好正逢「國際婦女節」，幫書拍了一張照以後，翻開來閱讀的那一瞬間實在是……令我很不可思議，竟然才讀到序言就淚流不止。

醫生　在閱讀那本書以前，心情又是如何呢？

我　請稍等我一下（正在翻找日記），前一天是星期四，那天我覺得有點累。

醫生　為什麼呢？

我　主要是工作太忙的關係，公司有會議要參加，也有我個人撰寫的書籍會議要開，當時已經連續三個晚上都沒能好好休息，星期四那天還有公司內部教育訓練，搞到晚上七點鐘都還沒下班。然後還有另外一件事情是，醫生您也知道我是個對個人能力非常執著的人，我很害怕被人認為我無能，要是有同事提出不錯的好點子，其實只要心想：「哇，好棒！」即可，我卻每次都會自嘆不如，心想：「唉，為什麼我都想不到那麼棒的好點子。」我不曉得自己到底為什麼老是會這樣往負面去想。公司的研討會通常會針對某項專案從早到晚馬不停蹄地開會，但是我看大家都能提出非常新穎又富含創意的點子，害我不禁懷疑：「像我這種人真的有資格出書嗎？」也深感自責。不過有一點滿值得稱讚！我今天已經不再有這種念頭了，當然，在那當下是很痛苦的，壓力也很大。

醫生 實際上有誰會給妳這種壓力嗎？

我 沒有，沒有任何人給我壓力，所以很好笑，要是有人給我壓力或者責備我，還比較說得過去。

醫生 看來沒有人給妳壓力，是妳自己給自己的壓力。

我　對，而且還會自己幻想，「大家內心一定都有這樣的想法，只是沒有對我說而已，一定都在等待機會隨時爆炸。」唉，真是無可救藥的悲觀性格。

醫生　所以妳會自己幻想、自己痛苦，是嗎？

我　對，就是自作自受，然後突然覺得好想要徹底擺脫這一切。對了，我不是說我有把過去的事情寫在筆記本上嗎？當時是邊哭邊寫的，所以也搞不清楚自己到底寫了什麼，但是重新看過之後才發現，原來我寫了「我想要墮落」，我發現自己每次一見到您的時候都會對您說：「我想要墮落」然後您都會反問我：「什麼是墮落？」我就會回答：「我不想再顧慮東、顧慮西，想要船到橋頭自然直。」然後您又會繼續追問：「這樣就叫做墮落？」所以對於現在的我來說，墮落就是選擇離職，因為我四個月前才剛跟公司說想要學習其他單位的工作而申請轉調部門，結果才過四個月，又是趁大家最忙、工作最繁重的時候宣布：「我因為罹患嚴重的精神疾病所以要離職。」這就是目前我認為最能夠走向墮落的事情，也是我渴望的事情。總之，就是有過諸如此類的念頭。

醫生　我想也許妳就是因為害怕自己的前程真的會毀掉，所以才會先發制人，趁別人給妳壓力前先給自己壓力，等於是在**自行處理沉重的負擔感**。

我　沒錯，就是負擔感！我的確負擔滿大的。昨天公司舉辦研討會，您也知道我對職場生活有很大的恐懼，我們總共有約莫十三人聚集在會議室裡開會，雖然當時氣氛是滿自由的，也不會多麼令人感到窒息，但是該怎麼說呢，我們公司沒有那種倚老賣老或者仗著自己是前輩、年紀較大就要其他人都尊敬他的討厭鬼，不過還是暗藏著社會位階倫理，比方說，當所有人聚集在一起時，會議的主導權就會自動轉移到本部長身上，我們則是默默地察言觀色，當本部長開口問道：「現在是誰在做會議紀錄？有帶筆電嗎？」這時年紀最小的同事就會急忙起身去拿筆記型電腦，簡單來說就是這種氛圍，但是我很討厭這樣的氣氛，也覺得很令人精神緊繃。

而且我跟同年齡的同事在一起還好，每次只要和有權有勢的長官或者自成一格的小團體在一起，就會感到非常不安，感覺這些人一定會討厭我、暗地裡說我壞話、對我造成傷害，事實上根本就沒有人欺負我，可我卻老是畫地自限，像昨天我就是有感受到這種心理上的疲累。

醫生 看來是害怕被人遺棄的恐懼感在作祟。不過至少現在的妳還會幻想這種事情，不像以前連想要豁出去為所欲為的念頭都沒有，總是毫無自信地認為：「怎麼可能，我怎麼可能辦得到？」感覺妳是同時存有兩種情感，一種是「算了，與其承受這種痛苦，不如離開這個是非之地」，另一種是「不，我還是想要獲得別人認可」。

我 沒錯，一方面想著不論如何都要咬牙撐下去、得到認可，另一方面又想要全盤放棄，直接撒手離職。

醫生 嗯，不過要是都沒有壓力或焦慮，也就不會有長進。不論受到任何指教，只要當事人不願意虛心受教，一心只想著對方「有什麼毛病」，而不做出任何改變的話，那就又會是另外一項問題。

我覺得妳是對自己的成長感到害怕或擔憂，每個人都會隨著年齡成長而有所改變不是嗎？就好比以前無時無刻都在追求成長，但是等到了一定年齡之後，就會一邊焦慮著自己現在是不是已經開始在倚老賣老，一邊又必須重新適應自己的行為或改變，其實妳只要把它想成是人生的過渡期即可。如果說以前的妳不論思維還是行為統統都習慣用二分法進行，那麼現在儘管思維有點不同於行為，也不妨用更具彈性的方式去想：「雖然我現在的行為是如此，但我有著不一樣的思維。」會不會更能讓自己舒服自在一些呢？

我 我記得您之前也有提到「過渡期」這個單字，我當時覺得很茫然，不曉得是否真的就是過渡期，但是這次有讓我第一次感受到「這應該只是過程」的感覺，我想要相信這一切只是過程。

醫生 很好。

我 「我從來沒有因為誰長得醜、身材胖、皮膚不好而討厭或者瞧不起誰」這句話讓我得到莫大的安慰，因為實在說得很對。

醫生 每個人一定都有不想再回憶起的厭惡面，比方說，明知道不該對這種事情產生厭惡感，卻發現自己正不自覺地在厭惡這種事，然後對於這樣的自己感到羞愧不已，反省檢討。過去的自己也很可能不只是**受害者**，同時當過**加害者**也不一定，但是我們會轉換各種角度去思考那些事情，最後得出「屬於我自己的想法」，不是嗎？我們並不會因為回憶起過往的某個極端案例，就讓那段經驗來說明我整個人的本質。

我

也是。我不是有很長一段時間都會用男性觀點、男性思維來看待事情嗎？也很想要在男性的心目中留下好印象。我很厭惡這樣的自己，但是我男友反而不能理解這有什麼好厭惡的，到底為什麼要對此感到厭惡，他甚至反問我到底什麼是「厭惡」？於是我回他：「厭惡？就是指非常、非常討厭？可能比這再更嚴重。」結果他表示無法理解，「不就只是想要在某人面前力求表現、在對方心中留下好印象嗎？」然後還反問我：「所以我小時候像個蠢蛋一樣一直在某人面前表現良好，甚至還會自己自作多情等，這些行為在妳眼裡看來都很厭惡嘍？」於是我回他：「不會啊。」我是真心認為一點也不厭惡，怎麼會厭惡呢，很可愛啊，甚至還有點令人心疼。所以他的回答讓我重新意識到，「對吼，這有什麼好厭惡的，不是理所當然的事情嗎？想要在對方心中留下好印象錯了嗎？想要被人愛有什麼不好？」這麼一想，我的心裡也舒服許多。

對了，最後一件事是我在《飢餓》的網友推薦文中讀到這段話，「像《飢餓》這種述說自身傷疤與痛苦的文章，與其說是『難以展現』，不如說是『很難確實展現』，因為自我憐憫和自戀傾向是最糟的人性及寫作態度，很容易掉入這些陷阱。」但其實我一直認為自己有很強烈的自我憐憫，看到這段文字不免讓我有點心理受傷，究竟為何那會是最糟的人性？

醫生 這個嘛……我也不太曉得。我猜可能是因為自我憐憫外加又有自戀傾向的人，通常視野會很狹窄，簡單來說很容易認為自己都是對的，或者凡事都會連結到自己曾經受過的傷等。

我 在您看來，我也同時存有自戀傾向和自我憐憫嗎？

醫生 看不太出來妳有自戀傾向，自我憐憫倒是滿強烈的。

我 所以自我憐憫是不好的東西嗎？

醫生 不會啊，怎麼會是不好的東西呢。雖然我沒看過那本書，但是我猜網友寫的這段話應該是在說：「妳有像我一樣痛苦過嗎？我才是最痛苦的，如果妳沒有像我一樣痛苦過，就別輕易發言。」有沒有可能是這樣呢？

我 喔……原來如此，那我明白了。我之所以會想很多，是因為我自認是個有嚴重自我憐憫的人，而且面對過往傷痛時也十分脆弱，所以有許多內心受創的記憶。但其實我一定也有對別人造成過傷害，而且可能是數不清的次數，我卻只記得自己受過的傷。像我寫文章通常也是以記錄自己的傷痕為主，然後我又會用別人的觀點進行自我檢討，讀者朋友們一定會心想：「哇，又是了不起的自我憐憫，又在那裡扮演受害者。」

醫生 可是現在已經是能夠自由展現自己的社會，不是嗎？也有很多人是藉由「我曾經如此痛苦過，這一路走來是如何克服的」等文章來獲得安慰，只要妳不要想著「我該怎麼寫才會看起來更可憐」，純粹分享自己過去的真實經歷，會不會比較好呢？

我　對，這個方法不錯，不要描述過多的情感。喔！而且我最近還想起好多過去被我遺忘的事情。

醫生　這是很好的現象，等於過去被妳封印已久的事情正在逐漸解除。有些事情會完全深埋在潛意識裡，被自己徹底遺忘，但是隨著某個環節解鎖成功，就會像魔術方塊一樣繼續解鎖下去。想起過去遺忘已久的潛意識，表示妳現在的內心說不定已經準備好可以承受那些往事，或者至少有勇氣能敲敲那些事情的大門。

我　那看來我的想法沒有錯，我覺得自己的心志有變得比以往堅強，也對自己產生不少信任，所以還不錯。

醫生　很好啊。

我　嗯，祝您身體早日康復，我們下週見。

醫生　好的，謝謝。

「專挑負面評價吸收的我」

我裝扮自己，只為了不要讓自己看起來太醜，但是看著妝扮過的自己，又覺得很不自然，原本的氣質好像也消失無蹤。我已經厭倦了被人品頭論足，從小就經常被拿來和長相標緻的大姊相比，每次和阿姨們見面也會被拿來作比較，讓表弟、表妹們選擇大表姊好看，還是小表姊好看？國小、國中、高中時期沒有任何人喜歡過我（當然現在也不是很受歡迎，但當時是一個都沒有），男友的哥們也認為我哪裡漂亮、一點也不漂亮。

有人會說我長得像北韓女子、不是男人會喜歡的類型，一起打工的男同事也會經常突然沒來由地對我說，要是我和他一起去參加志工活動，一定會是全場最美女神。誇讚我漂亮的言語最後一定會附加一句帶有性騷擾的暗示，「可是妳距離性感兩個字很遙遠」，不然就是嫌我個頭太矮，開玩笑叫我要在膝蓋裝鋼釘才行。去面試打工機會時，也經常被雇主嘲笑照片和本人不一樣，「照片比本人漂亮」這種話則是已經聽到耳朵長繭，所以現在拍照我都不會套用任何濾鏡。

偶爾被人稱讚漂亮時，有些人還會當著我的面說「洗嬉才不是什麼美女」，就算和認為我是全世界最漂亮的人交往，也會感到

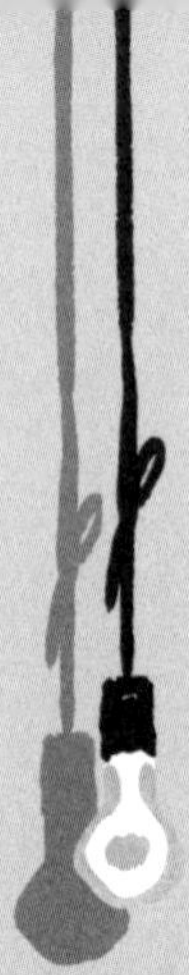

有些惆悵。畢竟就連自己都很討厭自己的長相了，有個人每天說我漂亮又有什麼用呢，還不都會自動彈飛出去，入不了我耳裡，專挑負面評價來吸收。

擺脫不掉的減肥強迫症

小時候我沒有特別注意自己的身體，其實在我全身上下最明顯的是異位性皮膚炎，至於身形則鮮少會有人多作評論，因為在大家的印象中，我就是個極其平凡、毫無記憶點的身材。然而，我很貪吃，國小和國中初期正好處於成長階段，每年都有長高，所以不用刻意減肥，也能維持在普通的體態。

國三那年的寒假，我穿著無袖上衣在看電視，大姊看到我那身穿著打扮對我說：「欸，妳手臂怎麼了？怎麼胖成這樣？到底是怎麼搞的？」然後就在那段期間，一名匿名人士也在網路上說我太胖。當時是我這輩子第一次懷疑自己的身材是否有問題，也開始拿自己的身形和其他女性作比較。然後我開始討厭自己的身體，並且產生了「我的肚子好肥，她的卻很平坦；我的臉很圓，她卻是鵝蛋臉；我的手臂很粗，她的卻很細」等這些念頭，自然而然地厭惡起我的小腹、臉蛋、手臂等身上各處的肥肉。

原本只有瘦或胖兩種標準的我，開始將女性的身形進行細分，並為他們一一評分，例如：骨瘦如柴的體型、苗條纖細的體型、普通體型、稍微豐腴的體型等。我開始覺得一旦身材變胖，就會被人瞧不起，實際上也確實有被人看輕。從高中開始對減肥的那份執著，不僅到我長大成人、體重數字成功減少，甚至到今天也依舊延續。

我　您好，今天喉嚨依舊沒好嗎？

醫生　好很多了。妳過得怎麼樣呢？

我　我嗎？過得不錯，但又為了減肥的事情搞得人仰馬翻⋯⋯。

醫生　怎麼說？

我　我們公司目前正在企劃一本心理手帳，選出二十～三十世代女性擁有的內心煩惱，將其做成手帳呈現，主題有減肥強迫症、戀愛成癮、衝動購物、情緒調節障礙等，所以我有去買減肥篇選定的作家過去所寫的著作來閱讀。然後我按照那本書裡提供的飲食失調測驗做了自我檢測，只要最後高於二十七分，就表示有非常嚴重的飲食失調，結果我測出來竟然高達四十六分，當下我心想：「這是病嗎？」雖然我沒有一直沉浸在這樣的想法裡，但有一種認知到事情嚴重性的感覺。當時公司同事也有和我一起做這項測驗，結果她只有得到八分（錯愕），害我意識到原來自己已經徹底被食慾、減肥所支配。

後來我發現自己已經胖到連夏天的衣服都穿不下了，有一件褲子甚至是在去年夏天穿起來還很寬鬆，需要繫腰帶的，但是現在重新拿出來穿竟然變得很貼身，實在好討厭，我都快瘋了。

我認為自己的精神問題已經改善許多，比方說，憂鬱或者空虛感都有大幅降低，也因為忙得焦頭爛額而沒空去體會那種感受，但是我對身材還是一如既往地有著強迫觀念。

醫生　那麼當妳在看自己褪去衣服後全裸的身體時有什麼感覺呢？

我　我不喜歡看我的身體，因為我對我的身形不甚滿意，看了只會讓我更加煩躁。

醫生 因為像一隻豬嗎？

我 對，太圓了，雖然還不到胖嘟嘟，但已經有點圓滾滾。

醫生 那當妳看見自己的身材以後，會對飲食產生立即性的影響嗎？

我 會，我會變得吃更多，有點像是自暴自棄，心裡想著：「哎呀，算了，不管了！」總之，我不太能控制食慾，也沒有按時規律地吃飯，光是吃飯這件事就令我倍感壓力。我總是開開心心地享用一天當中的第一餐，從第二餐開始就會吃得很有壓力，其實既然都要吃，不如帶著愉悅的心情吃，但我就是這樣周而復始。就算中午盡情吃到飽，晚上也依舊會餓，所以我都乾脆不吃午餐，但我又發現自己要是一直挨餓，就會更想要吃甜食。

醫生 當然嘍，因為妳的食慾中樞會受損。

我 嗯，我最近有想過要開始改變飲食習慣，每次只要挨餓或者一天只吃一餐，隔天就一定會瘋狂吃零食，這次我也是一口氣吃掉三包零食，害我肚子很不舒服、口渴難耐、皮膚發癢，感覺渾身不對勁，而且還會覺得後悔莫及，心裡也很難受。

醫生 妳不常吃蔬菜嗎？

我 我中午會吃一顆蘋果或沙拉。

醫生 其實減肥是現代女性一輩子的煩惱，儼然已成人生課題。當妳感到嚴重飢餓時，遲早會產生補償心理。我覺得妳應該朝如何消除飢餓感的方向來做準備。

我 也是，只要吃一口就會停不下來，倒不如挨餓比較簡單。

醫生 很多人都是這樣，包括我也是。

我 是嗎？您開給我的那包早上吃的藥對於調節食慾很有幫助，最近晚上也比較不會狂吃零食，當時一次吃掉三包零食也是在早晨通勤時買的，大概在中午前就已經被我吃個精光。而且當時是吃到連同事都來關心我，問我「最近是不是壓力很大？」男友則認為我的情況有點嚴重，叫我一定要對您說這件事，並且問問看這種情況是否可以靠藥物來調節？因為減肥、瘦身一直都是最困擾我、使我壓力倍增的問題，卻總是難以靠自己的意志力來控制，所以叫我一定要與您聊聊這件事。

醫生

不過弔詭的是，從客觀角度來看，妳根本就不是屬於肥胖的體型，想要減肥也只是為了滿足自我，其實妳是正常體型，卻自認為肥胖。當然，有些人服用了食慾抑制劑以後有看到明顯效果，這的確是選項之一，但是我會建議妳先找尋替代方案來套用在生活習慣上會比較妥當。比方說，如果以零食為例，「從今以後我再也不吃零食」這樣的目標設定太難達成，所以要找到可以替代的方案才行，否則全面禁止只會帶來反效果。

我

不能用藥來改善嗎？

醫生

妳要服用食慾抑制劑試試看嗎？它和妳現在早上吃的藥成分差不多，我自己也有在吃，但是因為在我身上看不到太大效果，所以也都吃吃停停的，有看到明顯效果的人則是反應滿大的。

我　好，我吃吃看。

醫生　我開的這款藥不是過去常用的食慾抑制劑，那款藥物之前在減肥中心很常使用，裡面含有防止突發性症狀發作的成分，服用初期會覺得很有效，但是不持久，很容易復胖回來，所以最近有一款是初期效果比它不明顯，但是已經通過驗證可以維持比較長時間的藥，我會開這款藥給妳。妳有在吃維他命嗎？記得補充維他命C，尤其是減肥瘦身的人身體吸收力會變差，建議妳多吃維他命C，就算吃錠狀的也可以。

我　好的。

醫生　以前韓國某間大學家庭醫學系有做過一項研究實驗，將有吃維他命C與沒吃維他命C的兩組受試者進行比較，最後發現前者減肥效果比後者明顯較好。總之，它有抗氧化的效果，減肥時我們的細胞很容易老化，可以靠它來預防。

我　也是，我的確有變老。

醫生　妳有變老？

我　對啊，我都沒在注意身體健康。我男友反而很重視養生，他不想要等身體生病後再來花錢治病，也不想要渾身都是病地死掉，他說他最害怕生病，但我和他不同，我根本不重視健康。喔！對了，我就是要問您這個問題，我好像不太在意一般人認為的大問題，反而會去糾結於一般人認為不太重要的小問題，舉例來說，當我面對因視神經受損而導致的青光眼時，能夠表現得十分淡定，卻難以承受因某人的一句話而心靈受傷這種事，我會一直記在心裡，留下難以抹滅的傷痕。

醫生　我覺得這不是事情大小的問題，而是那些事情對妳來說有何意義⋯⋯比方說，要是我認為哪裡痛就去治療哪裡即可的話，我只要在適當的時機去接受治療就好，並不會因為這種事而感到焦慮不安。

我　喔～所以是觀點上的差異嗎？

醫生　對，有些事情可能看在其他人眼裡會覺得微不足道而已，畢竟每個人的觀點不同。

我　那麼，我不重視、不在乎自己的身體健康，也不太理會自己受傷，這些都跟心理有關嗎？

醫生 如果從不同角度去想的話，可能多少和自我懲罰的欲望也有關聯，簡言之，就是故意想找自己麻煩，不讓自己過得那麼幸福。

我 嗯，的確。我覺得自己的狀態有變得愈來愈好。

醫生 至少當每個人都覺得衣服穿不下時，妳會試圖去承受這樣的事實，例如：「我乾脆不量體重了，接下來要好好減肥！」妳會像這樣有愈來愈多可以自行控制的範圍。

我 而且以前我對自己毫無自信，只要有人談論我或者擔心我的話，我就會被影響，但是最近鮮少會這樣了。我更重視自己的選擇、自己的感受，可以明顯感覺到自己有愈來愈不受人影響，所以很開心。

醫生 那妳有辦法做到不予理會嗎？

我 可以，我變得能夠去思考：「自己明明已經變得比以往幸福、狀態也改善很多，為什麼還會這樣？幹麼要去煩惱那些不必要的事？」要是以前的我就會心想：「我現在應該看起來很奇怪，我這輩子應該是白活了。」

或者擔心：「我的情況會不會其實是在惡化當中、在自毀前程，自己卻渾然不知？」像這樣的焦慮感很強烈。但是最近我不太會有這樣的念頭，姊姊還滿擔心我的，但我一點也沒有被她影響。

醫生 那麼當其他人擔心妳時，會令妳感到不愉快嗎？比方說，心裡想著：「這人幹麼這麼雞婆？」之類的。

我 嗯……我會暗自心想：「過好你自己的人生吧，幹麼來我這裡撒野？」

醫生 很好，當然要以自己的人生為第一優先。最近是講求多元化的人生，當我們在觀看別人的人生時，往往會用相對的角度去看待，心想著：「可以這樣過生活，也可以那樣過生活。」但奇怪的是，每當我們在檢視自己的人生時，就會用別人的角度、最糟的觀點來看待，換言之，等於是用陳腐老舊的觀點看自己、獨自受傷，其實一點也不需要這麼做。假設以刺青為例，有些人看到別人的刺青會想：「天啊，那些刺青以後就再也弄不掉了，他到底在想什麼？」有些人則會認為：「哇，好酷！」但不論如何在進行刺青時都要拋開那些老舊思維，一心想著：「我有我刺青的理由，而且是因為真心覺得好看所以才去刺。」用這樣的思維過生活才行。

我 對，這樣的想法的確使我的生活改善許多，但我依舊沒有辦法擺脫職場上的憂慮，例如：工作上的能力、能否在公司受人認可、擔心被邊緣化、被瞧不起、被人說閒話等。

醫生 這應該很難完全擺脫，因為我們生活在這世上，本來就不能獨自生存，任誰都需要與人共存。打個比方吧，假設我被其他公司挖角了，自然會很高興，但是接下來才是真正的考驗，所以會感到很有壓力，任何人都會有這種壓力及負擔。

我 您也會有這種負擔感嗎？

醫生 當然，比方說我以為某位患者的情況已經逐漸好轉，但是如果他突然不再來我這裡接受治療，我就會心想：「是不是我上次有哪裡不小心冒犯到他？」

我 喔……原來，看來真的是不可避免。最近其實除了身材問題以外，其他方面都滿幸福的，所以我經常思考要如何讓這份幸福延續。首先是因為我有出書，賺了點錢，所以我有給父母、姊姊和妹妹一些零花錢，雖然賺得不多，但至少手頭變寬裕了，使我不禁心想：「以後也要維持在這種程度的財富寬裕才行。」於是我開始不停研究關於理財的事情。

然後相信您也知道，比起職場上的工作問題，我更在乎職場人際關係，屢屢使我倍感壓力，明明沒有人責怪我，對我也漠不關心，我卻自己給自己壓力，會一直鑽牛角尖。我對於工作內容上的壓力反而不怎麼在乎，更在乎的是人際關係、競爭、要不停適應變化、不能被淘汰等諸如此類的壓力，很希望能從此擺脫這些問題。

醫生

我希望妳可以去試著接受任何人都會有這種壓力、不論多麼有趣的事情也**不可能完全零**壓力的事實，告訴自己壓力是**不可避免**的。儘管是在非常幸福的時期，也不可能事事順心，現在的妳只是因為變得比以前堅強，所以就算有人來拍打妳，妳也能不為所動，要是當時的妳還處於內心不夠堅強的狀態，那麼別人的一句無心話、輕輕觸碰到妳，都會使妳感到非常難過受傷。假如妳現在還認為人生很苦的話，不妨有這樣的認知：「我要怎麼做才能讓自己比較不痛苦？世界上不是只有我一個人如此受苦。」這樣想也許能讓自己舒服一點也不一定。

我 看來真的要去試著接受這樣的事實……。雖然最近工作壓力比較大，但是我很喜歡工作，就算現在的我很容易緊張、對於我的無能也感到厭煩，看見其他人都跟天才一樣聰明絕頂時，也使我壓力倍增，但我依然喜歡工作忙碌。不過我的壓力可能比我想像中還要大，搞得我很痛苦，所以我直接在下下週請了三天年假，打算去濟州島玩個五天四夜，已經向主管報備過了，要去好好充個電再回來認真工作。

醫生 正好是櫻花盛開的時候呢！妳剛才不是說除了身材問題困擾妳，其他方面都還算不錯嗎？那我會建議妳不妨從生活方面著手改變，比方說，和男友約會時，可以盡量多安排一些能夠一起運動到身體的活動。

我 正巧今天男友有找我一起去爬山，一開始我還婉拒了他的邀約，平常要是拒絕他的話，他都會很乾脆地說：「好吧。」但今天他卻不斷鼓勵我：

「還是一起去吧，天氣也很好呢！」於是我拗不過他，只好和他一起去爬山。後來覺得這個決定是對的，滿好的一次體驗。

醫生 不過每個人減肥時都會遇到一項最核心的問題：運動量增加了，體重卻幾乎沒什麼改變⋯⋯。

我 對，所以要控制飲食⋯⋯。

醫生 嗯，一旦運動量增加，食慾自然會變好，多運動當然也會吃更多，所以這部分真的很難，而且還會認為「我都已經做這麼多運動了，至少要吃這麼多才行」。建議妳可以多注意自己喜歡吃的飲食熱量，然後想想要如何減少碳水化合物或醣類飲食的攝取量。醣類在大腦犒賞系統中很容易起作用，使我們馬上獲得滿足，然而，就如同愈是立即見效的藥物依賴性愈高一樣，比方說毒品，服用後馬上奏效，但也很快失效，甜的食物都具有這種特性。我建議妳先按時服用晚上的藥物看看，之後再來決定要不要開食慾抑制劑給妳。還是妳要試試看中午服用食慾抑制劑呢？

我 我通常都會在八點半左右吃早上的藥，我覺得您這次開給我的睡前藥還不錯，雖然還是會一直在半夜醒來，但是該怎麼說呢，感覺最近有睡得比以前好。

醫生 那就在中午服用食慾抑制劑吧。

我 好的。我們下週見。

明明只是個極其平凡的身材

遇見每個人都說我變胖了，害我完全不想見任何人，也不想出門，該怎麼辦才好？聽見別人說我胖，我會自動解讀成是醜的意思；說我看起來很有福氣，則會解讀成體態豐腴的意思。對我來說，豐腴和變胖都等於醜、不怎麼樣的、可以被人蔑視的存在。**我會直接用別人評斷我的觀點來看待自己，甚至變得更銳利、更徹底，比別人更深刻地傷害我自己。**外貌強迫症、減肥強迫症、生病，愈是限制我就愈壓抑，然後再用暴飲暴食的方式宣泄出來。一轉眼，變成這樣已經長達十年之久，高中時期一直都體態豐腴，上了大學以後有成功瘦下來，但也沒變得多漂亮，頂多走在路上吃薯條不會再被人說閒話罷了，吃完飯後馬上吃巧克力也不會再有人對我說：「妳就是因為這樣吃所以才會胖。」我很享受每當我說要減肥時，大家都會對我說：「妳有什麼好要減肥的！」我沉浸在這種微不足道又奇怪的較勁裡，不是為了自身健康，而是為了迎合他人的目光所以定期減肥。當我想著這些事情時，食慾又會激增到難以控制的地步，而最終，都是因為我，是我沒能控制好那份慾念。

我習慣用他人的眼光看自己

活了三十年讓我感受最深刻的是，別人其實對我並不感興趣，這樣的事實不免令我感到有些難過，因為我對別人總是充滿興趣。雖然我對於別人如何看待我更感興趣（自我感覺良好），但我是真的對別人很有興趣，不論是他們去哪裡、有什麼想法、心情如何，都會使我好奇。看見某人突然盛裝打扮亮相時，我會想要主動讚美對方，當有人換新髮型、嘗試新彩妝時，也都會被我一眼發現。除此之外，我也很擅長找出別人的優點和缺點，因此，要是當我感受到某人對我毫無興趣時，我會有些失落、孤單。比方說，我趁午休時間默默去換了一套衣服回來，卻沒有任何人發現時，或者我換了新髮型，然後一直在意別人會如何看待我的新髮型，但在某個瞬間赫然發現其實根本沒有人發現我換新髮型時，雖然一方面覺得自由自在，另一方面仍會感到孤單寂寞。

我 您好。

醫生 食慾如何?有正常一點了嗎?

我 呃……有,感覺有好一點。

醫生 食慾降低以後食量也有減少嗎?

我 除了有一次因為壓力過大狂吃零食外,其他時間都滿正常,吃的分量都剛剛好。

醫生 是因為什麼事情而壓力過大呢?

我 嗯……我打算辭職。

醫生 為什麼呢?

我 我有跟公司說我已經簽了一份出版合約,但是公司竟然不同意我做這件事,站在老闆的立場,他完全不能理解,也認為這件事情會影響到我既有的工作。當我談完以後走出會議室,心情實在很糟,公司又沒有付我二十四小時薪水,到底為什麼要妨礙我用個人時間進行創作,我實在難以理解，所以該怎麼說呢，我覺得是對這家公司徹底感到心灰意冷了，突然對這一切都感到厭煩，所以我正在考慮要不要直接跟公司說：「這是我的自由，既然不允許，那我就離職。」

醫生 妳要不要想想看，假設因為這件事情而選擇離職的話，之後會帶來哪些影響呢？

我 的確應該要先想好退路，但是不知道欸，星期五的時候我也沒有去上班，因為身體不適，後果什麼的我也懶得去想，一直被離職的念頭所支配。而且我很討厭自己因為害怕被人說閒話、惹人厭而老是不敢說實話、唯唯諾諾的。這些情緒一直累積在我心裡，使我心煩意亂，最後甚至到達「好該離職了」的境界。

醫生 其實也有一點往極端方向發展，變成「離職」或「繼續上班」兩種選項，這樣會不會變成是自毀前程的選項呢？我可以理解妳目前在情感上所感受到的委屈與憤怒，但是那股怨氣太快就變成了「離職」，讓自己極端地選擇要或不要繼續上班、要或不要出書這樣（二分法式）。

我　而且其實我也才剛換部門四個月，雖然這樣說好像還太早，但我覺得工作起來有點無力，像我企劃發想的內容不一定都會通過，也必須去閱讀上頭指派給我的書籍，感覺其他人都很忙碌，只有我最不忙，然後也不曉得該做什麼，有一種說不上來的無聊感，缺乏熱情，沒有動力之類的……。

醫生　像現在這樣失望感加劇的時候，看任何事情自然都會比較負面。以目前的狀態來說，妳應該也比較會往壞處去看，不太會選擇往好處看，而且還會鑽牛角尖。為了讓自己可以用更客觀的角度去看現況，要不要乾脆排除自己的情況，試著去了解別人的情況呢？

我　怎麼樣去了解別人的情況呢？

醫生　這個嘛……不過這畢竟是你們公司內部的事情……。難道都沒有方法嗎？如果不去多打聽一下再做決定，會不會反而不小心犧牲了自己呢？

我　犧牲？我並不認為離職是犧牲。

醫生　妳本來是想繼續留在那間公司裡工作的，不是嗎？但是因為工作無聊、表現不好所以想離職。我是擔心妳很可能只是為了合理化自己的決定而硬湊出這些理由。

我　在您看來我是不是太感情用事？

醫生　的確是有一點。

我　但其實這已經是上個星期的事了，都過了三天我的情緒還是難以平復。

醫生　因為妳是帶著憤怒的情緒……。

我　為什麼我會有如此強烈的厭倦感呢？

醫生　我相信任誰都會在面臨類似的情況時感到憤怒，但也會依照自己看待事情的重要程度而做出不同選擇，畢竟每個人的反應都不盡相同。

我　被人說閒話又怎樣，我實在搞不懂自己到底為什麼這麼害怕被人詆毀。

醫生　雖然妳口中說著「被人說閒話又怎樣」，但我總覺得妳一直在批判自我，彷彿成了那些人的眼睛，去在意別人口中的妳、別人看待妳的眼神，包括妳所感受到的情感也是，一直不間斷地、自動反射式地、毫無過濾式地在意著他人的眼光，久而久之，就算明明有一些對自己有利或寶貴的部分，也會因他人的影響而輕言放棄。我會建議妳在那樣的情況下再自私一點、再我行我素一點、再以自己為重一點去做選擇也無妨。

我

明明沒有人說我閒話或者當面指責我，我卻總覺得「公司裡一定有人在我背後說我壞話或者討厭我」，這樣的想法一直揮之不去，自己很愛胡思亂想、疑神疑鬼，然後又自己覺得心好疲累。

醫生

就算真的有人在妳背後說壞話，只要妳沒親耳聽見，又有什麼關係呢？他們自己愛道人長短，這又不關妳的事。當然，假如那些話有被妳當場聽見，一定會很不爽，但是最終那些人對妳來說依然是不重要的人，不是嗎？所以根本不需要理會他們。反之，要是妳很喜歡的人說他討厭妳，這才真正值得難過。

我只是想要強調妳可能需要做這樣的區分，**更坦白地面對自己的情感**，**比起別人怎麼看妳，妳怎麼看自己更重要**，但是現在的妳好像一直在把別人的眼光混淆成是自己的。有時候我們會因為對方是某種類型而不自覺地去迎合對方，但是當妳迎合的人愈多，反而愈無法照顧到妳真正喜歡以及喜歡妳的人，導致他們對妳感到失望或者心裡不是滋味，然後妳又會再度因為自己沒能照顧到這些真正要好的人而檢討自我。我會建議妳可以再自私一點，把人際關係區分成「對我來說別具意義的人」與「不是很重要的人」，這麼做也不會有任何問題，因為每個人都是如此。假如有什麼方法是可以讓自己少吃點虧、讓自身利益多一些保障的話，不妨讓自己大膽嘗試以那樣的選擇為第一優先。

還有一點，當妳在做選擇時，「要或不要」其實是在各種選項中的最終選擇，而且是省去了協調或協商過程的「最終通知」，等於沒有中間過程，近似於自己本該拿到這麼多，卻變成「唉，算了，我才不稀罕，你都拿去吧」這樣的情況，等養成這種習慣之後，時間久了，妳很可能會在某個瞬間發現自己落後於人或者被人擠下，然後變得更缺乏心靈上的餘裕。我能充分體會妳的憤怒與失望，但是我希望妳可以不要因為憤怒而過度傷害自己。

我

也就是放棄太多的意思嗎？

醫生　對。

我　的確，我的確是有「我才不稀罕，還是離職算了」這種心態。

醫生　當妳抱持這樣的心態久了以後，做出的決定很可能會帶來懊悔。就算妳要遞辭呈，也最好再工作一陣子，把該領的都領一領，順便先想好接下來要做什麼。

我　我不想進公司。

醫生　那就來思考看看接下來要安排什麼計畫，希望妳可以相信理性的力量。

我　當想法如此極端時，我時常心想：「唉，到底為什麼要活著？」雖然也有幸福的事情，但是要一直與人競爭、想出好點子，至少目前為止，那些擔憂都還是比幸福來得大，當內心情感充斥著憤怒時，會讓我想要一死了之。看著公司裡的人，我會覺得他們根本是工作成癮，每個人都不停加班……，只有我不加班、準時下班，還經常請年假，身體不適也會請假不去上班，所以我才會理所當然地猜測大家應該不怎麼喜歡我，因為我一點也不想要像他們一樣過度認真地工作。

醫生 等於是妳也不自覺地站在那些人的角度去揣摩他們的想法，再把那些猜想當成是妳的想法來訴說，所以妳會感到有罪惡感，而罪惡感又使妳感到憤怒。其實自認長得漂亮的人，並不會因為有人抨擊她的外表而心情受影響，但假如是對外貌不夠有自信、認為哪裡不夠完美的人，被別人開玩笑說那個地方醜的話，很可能就會在心中留下陰影，無法視為玩笑話一笑置之（我不能理解醫生在說什麼）。

我 那我該怎麼辦呢？

醫生 我的意思是，也許妳在接收或者想像公司給妳的暗示訊息時太過敏感，也很愛煩惱「要是別人這樣看我的話怎麼辦？」假如妳的工作真的不需要加班，那也不用因為其他人的熱議或眼光而勉強讓自己去加班吧，但是現在的妳卻在想著：「唉，公司裡的人都在加班，又是只有我一個人沒加班。」假如妳認為準時下班對妳來說無比重要，那麼從下班走出公司的那一刻起，妳就該專注去做其他事情，回到自己的日常，而不是還在擔心這些有的沒有的觀感問題。

我　我了解了，不過我還是不懂大家為什麼要那麼拚命工作。

醫生　他們也許有他們的理由。

我　所以我才會有罪惡感啊，感覺好像只有我最懶惰……。

醫生　妳現在說的罪惡感並不是基於自己的標準而產生，是公司的標準。「妳都不工作，時間很多嘛，所以才有辦法寫書、在其他公司出書是吧？」像這樣，妳都在用公司的標準來思考，不是嗎？

我　那我該怎麼想呢？

醫生　妳應該要再多為自己著想一點，就如同想要減肥一樣，就算其他人都說妳已經是正常體重，只要妳認為自己還可以再瘦一點的話就應該要按照自己的意思去做，多增加一些自己的標準與慾念才行。然後試著去反思自己是不是太常用別人的觀點或者常理去推斷事情，甚至還拿自己的觀點去做比較，將中間產生的差異視為是個人問題。對了，妳會對男友說這些事情嗎？

我　我有跟他說我想要離職，他也表示尊重，叫我想怎麼做就怎麼做。

醫生 假如妳真的提離職，不再做這份工作的話，會有什麼事情是最令妳感到惋惜的呢？

我 惋惜？可能對於資歷沒累積到足以跳槽的程度感到惋惜吧，還有……錢？

醫生 嗯，這兩項自然會是最惋惜的部分。其他人都很忙、都像工作成癮患者，從某個面向來看的確滿負面，但如果從另一個面向來看，也有可能是正面的。就如同妳說的，妳換到這個部門也才四個月，其他人累積至今的工作量或者被指派到的任務可能和妳不同。其實這項工作性質是妳一直夢寐以求的，不是嗎？可是在還沒有充分體驗過之前，只因為其他因素而被默默擠下來的話，感覺會很冤枉。

我 我覺得等我去旅行回來，好好放鬆一下，應該就能理出頭緒來。

醫生 在這之前打算怎麼辦呢？

我 我本來想要在星期一提離職，現在想想還是再等等看好了。

醫生 新書出版簽約的事情有提早跟公司說嗎？什麼時候要簽約呢？

我 下星期三。可以幫我開兩週的藥嗎?因為接下來要去旅行。

醫生 好，希望妳可以再想想各種可能性，或者整理看看自己具有哪些有利條件也好。

我 好的。

醫生 旅行時記得不要刻意去想「我應該要這樣思考」，好好純粹享受旅行就好，希望妳可以放下心中一部分的負擔。

我 好，謝謝醫生。

醫生 旅途愉快。

「不想被人遺忘，卻又想徹底逃離」

下午進行了一場企劃會議，我準備的三個項目中有兩個根本隻字未提就直接跳過了，當然，可能是因為當時時間有限，但這件事情還是令我耿耿於懷，感覺自己好像成了沒用的人。我是那種只要有人在旁邊輕輕碰一下就會暈倒的人，到底是怎麼在職場上撐到現在的？像我這樣軟弱、懦弱的人，就連我自己看了都討厭。要是能頓感一點、內心恢復力好一點、大而化之一點該有多好，我卻很容易因為一件小事情而糾結、獨自痛苦難過。

不過我真的好討厭當一個沒能力的人，也很害怕變成這種人，對於無所不在、不可避免的競爭關係也感到疲憊不堪。進行企劃會議時，腦海裡突然閃過以後還要繼續開這種會議、身處在這種競爭關係裡的念頭，簡直恐怖至極。

然而，我是個不論幸福或不幸福，都會感到痛苦的怪人，就算覺得情況很糟糕，時不時還是會產生感激的念頭，所以應該無所謂。前陣子也是突然對於有熱水澡可以洗這件事感到充滿感激，我繼續遊走在空虛與感謝之間，我要試著去接受「既憤怒又感謝」、「想要隸屬於某團體又想要逃離團體」如此矛盾的自己，接受它、接受它……，並安慰自己這樣的矛盾會共存是不可避免的事情。

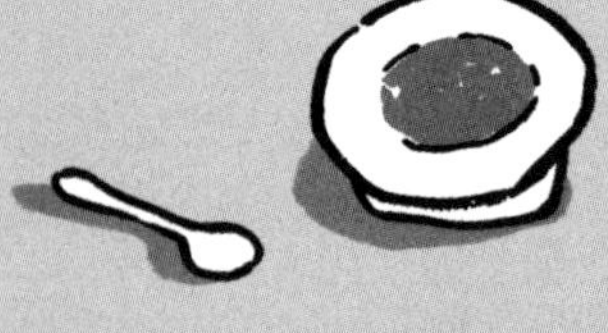

我需要肉眼能見的傷口

星期天，憂鬱又發作了，明明都已經準備好要前往延南洞，卻臨時躺回了床上，吃了超多零食配啤酒。無力感籠罩全身，棉被則像棺材板一樣沉甸甸的，我好想死。眼睛睜開時已經是傍晚八點多，我又喝了馬格利酒，讀了一下書、滑滑手機，拆了巧克力和海苔來當酒肴，把酒喝得一滴都不剩。就在這時，突然有一股衝動想要自殘，想要在身上弄出一些肉眼能見的傷口。在腦海中想像自殘的畫面許久過後，原本打算要睡覺而躺在床上的我，頓時有了強烈的念頭覺得非做不可，於是毫不猶豫地去拿了一把刀子，在自己的手腕上劃了好幾道，正當我心想「這樣應該就夠了吧」的時候，我穿上了夾克外套衝出家門。我爬上四樓頂樓俯瞰下方，那個高度並沒有使我感到恐懼，真正令我害怕的反而是掉到下面時感覺應該會很痛，我就這樣俯瞰了許久，要是酒再喝多一點、醉意再濃一些，應該就能成功跳下去。我在那裡待了好長一段時間才重返家中，我躺在男友身邊默默看著手腕上的傷痕，這時男友突然從睡夢中驚醒，他問我：「妳的手怎麼會這樣？是在哪裡刮傷的？」我因為害怕而躲進了棉被，低聲呢喃：「是我自己弄的。」男友聽完一臉茫然，過了一段時間才起身去拿藥來幫我塗。我就這樣熬過了凌晨，然後睡著。壓力與不安一直糾纏著我，我又因為宿醉而頭痛胃灼，全身起了蕁麻疹，光線照在我的皮膚上，看上去實在噁心，於是我拉下小房間的捲簾，徹底阻隔光線。我躺著閱讀了一會兒，然後撥了通電話給精神科醫師。醫生建議我立即住院，我淚流不止，和男友一起哭了許久。到底為什麼情況會變得如此糟糕，實在令我難以接受。我掛上電話以後躺在床上好一會兒，然後起身去洗了個澡，便前往醫院。

我　您好（已經在哭泣）。

醫生　今天沒有去上班嗎？

我　對，我想要一直不上班。

醫生 如果需要住院的話，公司可以馬上讓妳請病假嗎？

我 我想要直接離職。

醫生 離職可以等之後再決定也不遲，要是住院可以請病假的話就先用病假來請吧。妳現在的情況自己應該也知道不太正常，假如等妳回到正常的時候發現自己這段期間有做一些決定，我擔心妳又會感到懊悔不已，要挽回也為時已晚，反而又是另一種傷害。

我 我不想去上班……。

醫生 一定會不想上班的。依我看妳現在最好不要再去想公司的事，包括離職這件事也是。

我 我想要離職（無限重複）。

醫生 我只是勸妳等之後再來做這項決定，就算到時候妳依然決定離職，也不會有任何人阻攔妳，但是假如這項決定是在不能調整自己身心時去做的，那麼就算思考再多次，也很難被視為是正確的決定（因為不是處於正常的狀態）。妳方便給我看看手腕上的傷嗎？

我　（給醫生看）

醫生　天啊，分好幾次弄的嗎？

我　對。

醫生　用什麼弄的？

我　刀子。

醫生　當下有什麼感覺？

我　出乎意外地覺得也沒什麼大不了。

醫生　看到血流出來時有什麼感覺？

我　原來我還會流血。

醫生　有覺得很爽之類的嗎？

我　有一點覺得類似解放……終於解放的感覺。

醫生　這件事情是怎麼開始的呢？

我　我也不曉得是怎麼開始的……。

醫生　當時是處於精神恍惚的狀態嗎？

我 對，當時應該是沒有太多的情感或想法介入。

醫生 確定去做之前猶豫了多久呢？

我 的確有猶豫一段時間。

醫生 從前一天開始猶豫的嗎？

我 沒有，就像我上次來接受諮商時對您說的，一直都有這樣的衝動念頭。昨天因為我的狀態太差，坐了一整天，然後還喝了很多酒，本來想要喝完乖乖去睡覺的，都已經在床上躺好了，結果還是按捺不住想喝酒的欲望，重新起身去喝了整罐馬格利酒，然後躺在床上決定要來睡覺，但是一直有一股很強烈的衝動想要用刀子劃自己的手腕，所以最後忍不住就跑去做了這件事。

醫生 妳還記得當時所有情形嗎？

我 都記得，但是不記得自己當時在想什麼，感覺也沒特別想什麼，就只是「嗯，我終於去做了」這種感覺。我不是本來就對您說過我有自殺衝動嗎？一直都有想好萬一真的走上絕路，一定要選擇用跳樓的方式，所以我有去位於四樓的頂樓陽臺，不是真的去自殺，而是想要站在那裡看看自己會不會清醒一點，也順便感受一下危險刺激的感覺。我住的那裡是獨棟公寓，所以屋頂就在頂樓陽臺，於是我站上屋頂往下俯瞰，當下覺得滿可怕，而且感覺應該要在更高的地方跳下去才有辦法成功死掉，明明很害怕，卻又不怎麼害怕，感覺只要下定決心、再多喝點酒，就真的能跳得下去。

醫生 那妳都沒有想到男友嗎？

我 我不打算從現在住的那棟頂樓跳下去，因為這麼做會對男友和鄰居造成困擾。

醫生 這是妳當下閃過的念頭嗎？

我 不是，我一直都這麼想，所以每次在尋找自殺地點時，都是以施工中斷或廢棄的建築物為主。

醫生 早上起床看見這些傷口有什麼感覺？

我 嗯……感覺自己很遜、沒膽、太弱了。

醫生 都不會覺得痛嗎？

我 這其實劃得不深，所以不到很痛的程度。

醫生 當妳在劃的時候有想過要用這個方式自殺嗎？

我 沒有，試過之後反而覺得不能用這個方式自殺，這只是殘害自己的工具，該怎麼說呢……我對於自己終於執行了自殘這件事有如釋重負的感覺，但是割自己皮肉的感覺並沒有很好。

醫生 妳剛才不是說，要是再多喝一點酒就可以做到。

我 對，要是再多喝一點應該可以。

醫生 雖然劃傷自己、跑去頂樓都是基於妳的意志，但其實也有很多案例是最後因為不小心而導致憾事發生，比方說，原本只是想要去看一看，結果不小心失足墜落，或者嘗試如何上吊，結果不小心弄巧成拙，旁邊也沒有人可以立即救援，所以當場身亡。要是這樣的話，妳會有什麼想法呢？

我 您的意思是，如果在我還沒有準備好完美自殺的狀態下不小心身亡嗎？

醫生 這個嘛……如果是嘗試上吊的話，應該會為了掙脫而不停掙扎吧？

我 對，通常都會掙扎，但也因為掙扎而使繩子勒得更緊。

醫生 （驚訝）是喔？如果是不小心失足墜落，就只是一瞬間的事，應該也沒空產生什麼想法吧。

我 總之，透過自殘感受到滿足是可以理解的，但是假如為了去體驗那份滿足感而發生失誤，豈不是太遺憾嗎？又不是壽命已盡或者心理早已做好準備，是不是也應該想想因為失誤導致喪命或者半死不活、經歷更大折磨的可能性？在我看來，妳現在很像是因為現實生活中有太多不可控制的事情，所以才會想要去尋找一些可以控制的事情來做，例如自殘或者離職。

醫生 我想要為所欲為，甚至心想：「至少要這樣大鬧一場，才會被人認為是真瘋而不是裝瘋。」

我 看起來像真瘋又會對妳有什麼影響呢？不論正面或者負面影響都好。

因為公司和周遭的人都看不見我的內心狀態，或者認為我是在無病呻吟……實際上我也覺得自己滿異於常人的，總之，這樣做感覺他們會比較容易了解，當我提離職時，也可以直接給他們看這些傷痕。

醫生 給他們看這些傷痕有何意義呢？

我 他們至少會想：「嗯，看來這人真的瘋了。」然後採信我的說詞吧？

醫生 為何需要讓他們採信呢？

我 我希望他們可以相信。

醫生 任何人都會有自己的離職理由，比如找到其他出路、受不了主管等，但是真的有必要用如此親切的方式「親身」提供證明嗎？彷彿是在告訴其他人：「我無法把心掏出來給你們看我有多苦，但我可以用這樣的方式展現給你們看，然後再離開人世。」真的有必要提供如此過度的親切嗎？

我 不曉得耶，我只是……我只是對自己感到很無語。我……（嘆氣），可能是我自己也認為自己無病呻吟吧。

醫生 所以妳為了合理化自己並非無病呻吟、展現自己是有病呻吟，而做出自

我 殘行為？其實任何人感到痛苦都會直接表示自己很難受。難道我是缺乏關注、想要引人注意嗎？真希望有人能知道我現在有多痛苦。

醫生 其實最先要知道自己痛苦的人是自己。

我 我就是很懷疑自己這一點，痛苦的時候會覺得「天啊，痛苦死了」，但是腦中又會浮現另一種聲音：「妳到底有什麼好痛苦的……。」

醫生 我覺得妳太在意周遭人士對妳的看法，不論是留職停薪還是直接離職，只要妳認為自己太痛苦，就值得這麼做，為什麼一定要向其他人說明或展示自己的痛苦程度，而且這一定不只是為了展現給別人看，很可能也是為了展現給自己看。

我 （哽咽）我真的不曉得……自己到底為什麼會這樣。

醫生 我之前看過一名男子也是和妳一樣劃傷自己的手腕，他是一名軍人，起初劃得傷痕不多，後來他覺得其他人都在用「這人又在作秀了」的眼光看待他，於是為了證明自己不是在作秀，他將整隻手臂劃滿，然後來醫院找我。可是當他這麼做的時候，別人的認知真的有因此而改變嗎？當然，一開始一定都會譏笑他，但是就算看到他後來更嚴重的自殘，大家對他的印象就會不同嗎？從此以後他所遭受的待遇就會有所改變嗎？當大家了解到「原來洗嬉承受著這麼大的痛苦，真是辛苦了」的時候，接下來呢？會有什麼不一樣嗎？

我　至少想法應該會不一樣吧？

醫生　但是早在這之前，他們很可能就已經多少知道妳的狀態了，不是嗎？我想要強調的是，有些人就算沒有在身上烙下這些傷痕，也能夠按照自己的意願想離職就離職。我建議妳可以多練習疼痛時就直接說自己有多痛，根本不需要一直隱忍到最後，再來用自殘的方式告訴大家：「我其實已經忍很久了，都已經痛到自殘的地步⋯⋯。」

我　但就算對公司說我其實內心很痛苦，也不會有任何改變。

醫生　痛苦只是我打的比方，如果是足以決定去留的程度，我想在那之前一定也已經思考過很多面向，但是每當妳有那些煩惱時，總覺得妳都只有獨自承受，也就是在說出「我不喜歡這樣」的意見之前，感覺妳都只有不斷地默默忍受。

我 可是如果不接受，又能怎樣呢？我只能接受啊。

醫生 就是因為妳都已經這樣畫地自限⋯⋯。

我 （爆炸）不是啊，我的工作就是做書，那就是我的工作，我要怎麼去跟人家說我做不到呢？該做書的人說自己無法做書，那到底是要怎麼辦？

醫生 我指的不是做書這件事情本身，而是在這當中一定存有一些細微問題，感覺妳都只有默默忍受那些小問題，然後一直不斷地累積負面情緒。

我 所以我不知道該怎麼辦，只想要離職不幹了。

醫生 剛剛我在電話中也有對妳說過，在我看來目前的確是危機，但是擺脫危機的方法如果是自殘，我並不認為會對克服危機有多大幫助，可能向公司遞辭呈會使妳爽快一時，但是這跟迫不得已離職有什麼兩樣？

我 這真的不是什麼迫不得已，是真心想要這麼做⋯⋯。

醫生 好吧，就算是真心想離職，我也希望妳可以等回歸正常後再做這項決定，在那之前不如先來想想辦法如何擺脫現在的壓力。

我 在醫院裡嗎？

醫生 我會建議住院，現在的妳是需要住院的，因為妳在日常生活裡受到的壓力或影響實在太大，應該很難用其他方式思考或者轉換觀點，就算住院也不會突然變幸福、世界變明朗，絕對不會，但至少可以讓自己休息一下，我知道妳本來也想要休息所以安排了一趟旅行，但壓力還是依舊，不是嗎？表示光靠旅行是不夠的。離職的事情等妳住院後再來思考也無所謂，就好比當我們面臨狂風暴雨時，一開始可能只需撐傘、穿雨衣便足夠，但是隨著風雨加劇，再也承受不了那樣的威力時，就必須趕快躲進某個地方避雨才行。

我 (已無話可說) 您開的藥會使我產生蕁麻疹嗎？

醫生 我叫妳別吃的那顆藥，有拿掉嗎？

我 只有昨天有挑出來沒吃。我的身體會起蕁麻疹，就連腿上都是。

醫生 一定要拿掉那顆藥才行，當時我也有告知過妳，現在妳有在喝酒，一直往殘害自己的方向發展，那是因為妳有選擇權，我這樣說可能會令妳感到不悅，但是現在我可能要收回那份選擇權，就算讓妳住進醫院也好，至少住院期間是不允許喝酒的，希望妳可以因此而產生「好想趕快從這裡出去」的欲望。假如喝醉酒以後煩惱就會消失不見或者重新切換場景，那麼我大可讓妳繼續喝醉，但現實是就算喝醉酒隔天醒來也不會有任何改變。要是再也忍受不了這樣的情況，就應該要鼓起勇氣對某人說：「我好累，我需要在這裡休息一下，等充飽電以後再重新上路。」而不是不惜劃傷自己的身體咬牙苦撐。我建議妳不妨先去看看病房設施再做決定，如果覺得不行，也可以轉去大學附設醫院，我認為這幾天最好選擇住院，然後什麼事情都別做，發呆就好，給自己一段屬於自己的時間。

我 那可以看書嗎？

醫生 可以帶書進去。

我 只要打電話過去詢問能否住院即可嗎？

醫生　住院與否是由那邊的醫生決定，所以妳必須先接受診斷，可能也需要先確認一下有沒有病房。

我　那我打電話問問看吧，也先預約好門診。

醫生　嗯，隨時去都可以，現在去應該也可以。

我　好的，我了解。

醫生　我會開一張診療委託書給妳，再拿去給他們看，反正讓他們事先知道太多也不好，妳直接去當面跟他們說比較好，要是他們認為需要額外的意見，再撥電話給我。

我　好的。

「希望是我，卻又希望不是我的矛盾心理」

諮商完以後，我拿到了醫生開給我的藥和診療委託書，直接去醫院掛了號。輪到我的時候我走進診間，一名女醫師在那裡面，用單調的口吻問著我各式各樣的問題——「當時是有喝酒嗎？」「第一次自殘嗎？」「當下有什麼感覺？」「現在的心情如何？」等。問完以後醫生請我到外面稍等一下，再請保護者進去，於是男友走進了診間。

過了好長一段時間，男友終於出來，並對我說：「我們還是回家吧。」我問他原因，他告訴我這裡不是能讓我舒服休養的地方，而是要被徹底隔離、每天還要按表操課，裡面有很多人症狀比我還要嚴重，所以反而容易對我這種患者造成心理壓力。醫生認為我目前最需要的是戒酒和離職，尤其戒酒最重要。回到家以後，我把剩餘的啤酒統統倒掉了，沒有一絲想要喝酒的念頭。男友不停陪在我身邊耳語，訴說著那些不會到來（可能永遠都不會到來）的燦爛未來，而且還是一段有起承轉合、結構完整的故事，直到我入眠為止。

我請了一段無限期的休假，整個人像得了昏睡病一樣不分晝夜地睡覺，自殘過以後感覺時間流逝得更緩慢。

最終，我希望這是自己，卻又不希望是自己。真不知這錯綜複雜的矛盾感到底要帶我何去何從。

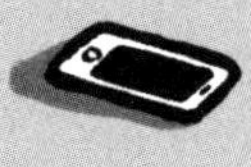

不論死活，都令我感到害怕

我發著呆，靜靜坐在家裡，透著陽光的方形窗戶外傳來孩子們的嬉鬧聲和春風徐徐吹過的聲音，可以明顯感受到那是一段屬於白天的時光，久違又陌生。我思考了一會兒關於自殘的事情，起初是覺得自己好像在踩著自殺的進程，所以感到害怕不已（雖然聽起來很矛盾，但我也有著跟想死同樣程度的想活念頭），後來又讓我不禁心想，難道現在是為了活下去而做垂死掙扎？我真的很想死，低迷的情緒逐漸擴大蔓延，在我體內積少成多，若要排解這份情緒，就只能在身上創造傷痕，因為光靠哭泣或買醉早已無濟於事，所以自殘完以後才會有一種莫名的爽快感，期待著隔天心情會不會好一些。雖然透過自殘的方式來抑制自殺衝動並不是什麼健康的方法，但一時之間也很難找到其他替代方案。

醫生　後來沒有住院嗎？還是沒去醫院？

我　有去，但是他們說那是一棟封閉式病房⋯⋯，進去以後就不容易出來，而且可能壓力會變得更大，所以我就回來了。

醫生　也都沒實際看過病房嗎？

我　對。

醫生　我記得妳是有做好心理準備要入住封閉式病房才前往的，但是聽完那句話以後就馬上打退堂鼓了嗎？

我　我其實只想睡覺，因為心力交瘁，想好好休息，但是聽說住進去以後要從早到晚按表操課，所以就⋯⋯加上那天精神狀況也不是很好，後來就直接回家睡了整整三天。

醫生　睡完覺醒來有做什麼事嗎？

我　只有一直待在家裡，除了遛狗以外，其餘時間都沒有出門。

醫生　遛狗時有感到快樂嗎？

我 有，但也覺得只是一時。

醫生 飲食狀況如何呢？

我 都有按時吃飯。

醫生 在家裡都想什麼事情呢？

我 嗯……好像就時好時壞的，自殘完隔天有比較好一些，感覺有排解掉一些情緒，然後再隔天心情又不是很好，完全沒有動力，還在白天劃的傷口上又多劃了幾刀，我都覺得自己快要瘋掉，所以心想：「不能再繼續這樣下去了。」

我明知道自己應該去做點事情病況才會好轉，但是該怎麼說呢，有點像是什麼事情都做不了的狀態，一直陷在很想做點事卻又懶得做事的情緒當中，直到昨天下午精神才比較好。昨天心情不錯，今天又很差。

醫生 妳是在早上醒來睜開眼睛時感受到今天心情好與壞嗎？還是去做了某些事情以後才有這種感覺？

我 只要早上一睜開眼睛，我就能明顯感受到當天的身心狀況好或壞。

醫生 那麼每天早上睜開眼睛看見外面的天氣狀態時，假如天氣晴朗，會有什麼感覺？

我 非常討厭，非常，因為我現在有嚴重的異位性皮膚炎，全身都起蕁麻疹，但是我們家的窗簾完全不遮陽，所以太陽會直射進來，然後我的皮膚就會被照得更加清楚，光看就覺得噁心。後來我都躲去小房間，拉下捲簾，讓陽光透不進來，還換上長袖、長褲，讓自己看不見肌膚狀態。

醫生 天亮之後，妳就會自動反射地觀察肌膚嗎？

我 對，然後心想：「好討厭喔！」

醫生 最近皮膚狀態有愈來愈糟嗎？

我 我把酒戒掉了，因為醫生說酒是最大問題，包括自殘也是因為喝了酒才會去做這種事，所以我不敢再碰酒，已經一個星期滴酒不沾了，但這次是在大白天、神智清醒的時候又再度劃傷手腕……

醫生 妳當時是什麼感覺呢？和第一次自殘的時候感覺類似嗎？

我 不知道，做過一次之後就覺得好像也沒什麼，再加上因為我沒有劃得很深，所以馬上就結痂、淡化，我很討厭看見傷痕變淺變淡，所以才會反覆在同一個地方劃出傷痕。另外，我有想過到時候要在公司提離職，但是因為內心狀態難以示人，所以直接給主管看這些傷會不會比較快呢？

醫生 那妳有想過向公司提離職時，會得到什麼樣的反應嗎？給對方看這些傷會比較快是怎樣的快法呢？

我 不是有離職程序嗎？通常提離職後要等一個月左右才能真正離開公司，也需要一段交接期，所以要是直接給他們看我手腕上的傷，可能就比較容易採信我有離職的緊迫性，因為我們公司的離職程序比較麻煩一點，要跑的文件也很多。

醫生 原來如此。那妳一天當中有沒有心情比較好的時候呢？

我 早上剛睜開眼睛醒來的時候，會有一種很特別的感覺，有時會夾雜著無力感，有時則感到神清氣爽，通常醒來後的第一感覺會左右我的一天，而且是一整天，都不會再改變。

醫生 所以心情好的時候也會持續一整天嗎？

我 其實心情好也不代表認為自己能活下去。

醫生 會依照當天的異位性皮膚炎狀態而改變心情嗎？

我 也會，雖然有慢慢好轉，但是像腿部就還是很嚴重，害我心情更糟。

醫生 手腕上的傷有好一點嗎？

我 有，有逐漸好轉。

醫生 除了遛狗以外，還有在家裡做其他事嗎？

我 我本來不看電視的，但是最近很喜歡看《PRODUCE 101》這個節目，裡面有一位名叫姜丹尼爾的男孩，實在很可愛。雖然我一開始是刻意去迷戀他，想說要是有一件事情可以讓自己著迷，會不會比較有動力活下去，但我也是真心喜歡他，所以瘋狂找了許多關於他的影片來看，包括綜藝節目也是，但都沒看到特別有趣的，有點空虛，也討厭自己。不過收看綜藝節目時心情有比較好，因為還滿好笑的，有感受到觀看的樂趣、投入其中，心情自然好很多。

醫生 那妳的男友應該有看到妳手上的傷吧？他看到的時候有什麼反應呢？

我　很痛苦吧，他也有哭，流了好多眼淚。他很自責，覺得沒能即時阻止我這麼做，而我則是對他感到很抱歉。

醫生　最近除了和男友相處外，還有和其他人往來嗎？

我　完全沒有。喔對！醫生，我有個朋友傳了訊息給我，但因為我的狀態很糟，所以看見訊息通知都不讀不回，結果沒想到對方竟然發了瘋似地不停傳訊息給我，說她心情不好、有多痛苦……等，明明我都沒去讀訊息喔，她還是照樣繼續傳。我好討厭這樣，但她現在明顯是在依賴我，要是我一直對她不理不睬，她一定會很受傷，所以我又不忍心這麼做。

醫生　比起為他人著想，我會建議妳還是把焦點放在自己身上。不妨試著告訴對方：「我現在的狀態很糟，抱歉很難再承受妳的煩惱或痛苦，等日後狀態好一點再回覆妳。」會不會就能把這件事情處理掉呢？

我　嗯，的確。我覺得自己真的想太多，雖然非常想死，但還是會想起醫生您，「要是我真的死了，您會多麼自責呢？」類似這樣的想法。不過醫生，我說真的，這不是在誇張，我是真心不想活了，該怎麼辦才好呢？要是被別人聽見一定會想說：「那就去死啊，幹麼把自己搞得這麼累！」對吧？

醫生 我不會認為妳很誇張，而且不只今天，妳上星期也有說妳真心不想活了。

我 （眼淚直流）唉，我也不知道到底……吃藥前的那段人生早已成為過去，我可能已經忘掉那段記憶，但我一直覺得自己的狀態愈來愈糟，老是自責、鑽牛角尖，然後認為自己生病了，所以把自己想得更糟。想著想著，就更想要自殘。我本來因為膽小而從來不敢嘗試自殘，不過凡事都是親身經歷過之後就會發現「也沒什麼大不了」，當我發現自殘其實也沒什麼的時候，真的也就沒在怕了。

醫生 我就是知道妳現在很痛苦、想尋死，所以才會建議妳住院。雖然我不確定醫院那邊的說明意圖是否反而使妳有所誤會。

我 他們是說有很多人和我一樣，但是像我這種人進去之後，通常不到一天就會想要出來，他們不斷強調這一點，所以我才會心想：「那不然乾脆待在家裡休息算了。」

醫生 但是現在妳在家裡也不能達到真正的休息，不是嗎？想想以前，開始吃藥以前，不是也有比現在吃藥後更想活的時候嗎？大概是一個月前。

我 是啊，這種憂鬱或無力是否會降低對生活的樂趣、好奇、關心之類的呢？

醫生 是，會完全不感興趣。

我 雖然這樣說有點奇怪，但我一直有一種好像已經看破紅塵、經歷過大風大浪的感覺，彷彿成了一名老奶奶，對任何事情都不感興趣。對姜丹尼爾也是，一開始真的很著迷、瘋狂找他的影片來看，但是今天又突然熱情全消了，很容易這樣，然後又很難專注，覺得人生好無聊。我彷彿陷入一種困境，覺得人生枯燥乏味，卻又想找事情做。

我這次整個星期都待在家休息，最多的就是時間，所以前三天都只有不停地睡覺、消除疲勞，綜藝節目也一口氣看四個小時，但還是覺得剩好多時間，所以我想要用這些時間來做點事——不是強迫自己，是因為真的太無聊、想要消除這種無聊感，但又很無力。無聊又無力，這樣的感覺反覆不停，簡直快要瘋掉。我還會在下午去公園裡躺著，因為感覺快要窒息。

我每天都能感受到自己的身心狀態，雖然會想：「不管多麼無力，是不是也應該做點事情？」但是當我真的感到無力時，又會難以控制自己。像昨天的狀態就不錯，所以做了滿多有趣的事，傍晚看了夕陽、和小狗們奔跑，還聞了花香，昨天有讓我短暫感受到人生似乎還活得下去，但是才隔一天就又重回無力狀態，宛如非黑即白一樣，回到對任何事情都不感興趣的狀態。

大家都說要從日常中尋找小確幸，誰不知道呢？可惜我連個小確幸都找不到……。我覺得自己好像壞掉了，要繼續用這樣的狀態活著，是一件非常非常恐怖的事情。

醫生　我同意妳的想法，的確要繼續用這樣的狀態活著是一件很恐怖的事情，但是妳會繼續維持在這樣的狀態嗎？雖然妳認為自己已經沒辦法好轉，一天好、一天壞，反覆無常，但假如結果不是這樣的話呢？從現在起回首過去一整年，究竟是現在這種負面情感比較多，還是正面情感比較多，要不要試著回想看看？現在的妳一直認為自己的狀態停滯不前，雖然我無法保證妳的狀態一定會好轉，但是只要待過急診室，就會看見許多人和妳一樣劃傷手腕、試圖輕生，最終卻沒能自殺成功，那些人出院以後都有不同見解，但大部分都會悔不當初，有著「當時我怎麼沒想到還有其他可能……」的念頭。當然，他們一定是因為有好轉所以才能出院。

我 的確是如此，所以通常自殘完隔天心情會好一些，然後心想：「我幹麼要割自己？真是瘋了，要健康過生活才行，要把酒戒掉、好好吃飯、好好運動，變健康！」再過一天又陷入無力，伸出手腕來自殘。

醫生 妳現在是因為還感受得到自己每一天的變化，所以才會更負面看待自己，但是假如回首過往，其實一個月前的妳狀態還不錯，那麼在這一個月以來，究竟是發生了什麼事？那件事情很可能對妳造成了影響。

我 我想想，有出書、異位性皮膚炎、變胖等事情。

醫生 我指的並不是出書與否的問題，而是在出書過程中，妳把自己可以做的部分都做了，有些事情卻使妳感到無奈或失望，正是那些事情很可能對妳造成了極大影響。

我 即使我當時沒有這種感覺，也很可能會變成無形中的壓力嗎？

醫生 當然嘍！

我 那間醫院也勸我要離職。

醫生 可是妳現在對公司的印象也很負面。

我 醫生，坦白說我現在只要一想到公司就想吐，我看我真的應該要離職。

醫生 就像之前我說的，妳可以離職，但是在妳狀態不佳的時候做決定，萬一日後又後悔怎麼辦？

我 要是可以留職停薪的話，我會想要這麼做，大概休息一個月？不過腦海中又會浮現這樣的想法：「假如給我一個月的時間休養，那麼我對公司又會產生某種程度的愧歉感，回到工作崗位以後一定又要毫無怨言地更加認真上班，但要是我的狀態又變得糟糕的話該怎麼辦？而且（雖然我講過一百次了）我還是會認為是自己太遜……。

醫生　因為妳都在用別人的眼光看事情啊。

我　是，沒錯，我就是因為認為自己太遜、太弱，所以才會認為別人一定也都是這樣看我。

醫生　妳上次不是還有打電話給我，問我：「難道是我太過分嗎？還是我太容易無病呻吟？」可見多麼嚴重。這些日子還要深受異位性皮膚炎困擾，在工作上也不如意，其實妳本來是有準備一套確切的總體規畫去參與會議的，但是當你經歷了那套規畫未能實現的挫折感時，就會刺激妳內心深處的恐懼，發現原來基本上還是要懂得對人察言觀色。

我　對，沒有錯，我很常這樣，而且我現在已經從行銷轉去做編輯四到五個月了，覺得自己好差勁，想不出什麼好點子，也沒什麼自信，我被這樣的想法支配，所以也很不想繼續做下去。我還會不斷地拿自己和別人做比較，不論是比我文筆好的人，還是比我受歡迎的人，不分性別都會和他們相比較。最好笑的是，當我在看姜丹尼爾時也會對他感到十分羨慕，心想：「哇，他年紀這麼小又這麼帥，感覺活得也很開心，光鮮亮麗的，好羨慕啊！」

醫生 其實妳說的這些與其說是比較，不如說是為了凸顯自卑而使用的工具。

我 是嗎？我覺得我的確自卑感滿嚴重。

醫生 現在當然會這樣，要是愛自己，又怎麼會感到憂鬱或者想要尋短呢？包括妳的工作能力也是，有憂鬱症的人會什麼事情都不想做、失去做事情的動力，頭腦也會變得不靈光，專注力和記憶力都會下降，實際進行智力檢測也會發現有智力下滑的現象。

我 是嗎？難怪我最近覺得很難長時間專注閱讀，感覺頁面上的文字都憑空蒸發，所以這段期間也沒有看書。

醫生 我希望妳可以把那些基於義務而進行的事情先全部放下，我只想勸妳一句，當妳憂鬱時，假如妳知道自己喜歡做哪些事，那麼就算是裝模作樣也要先去做了再說，至於心情好的時候則是做任何事都無所謂。

我　我這次有徹底感受到自己真的非常不了解自己（一直重複，根本鬼打牆）。也不曉得是不是因為智商太低，我不知道自己喜歡什麼、擅長什麼，甚至根本沒有喜歡或者擅長的事情也不一定。我只喜歡狗，除了狗以外沒別的了，我一直抱著我的小狗們。

醫生　尤其妳現在正好是痛苦難耐的時候，要找出自己喜歡及擅長的事情自然更不容易，甚至很可能會因為當初喜歡的事情而使現在加倍痛苦，就像強迫症一樣；比方說，當我苦不堪言時，見到比我更苦的人，就可以藉由安慰他人來感覺自己的情況其實並沒有那麼糟，但其實並非如此，妳只是在看著對方心想：「我沒有資格難過，他的處境比我更值得難過，我已經算很幸福……。」像這樣一直在懲罰自己。

我　對，我就是一直在這樣不停質問自己：「妳到底有什麼好憂鬱的？」正因為沒理由所以更痛苦。

醫生　心情好的時候食慾有比較好嗎？

我　我的食慾一直都很好，只要吃進第一口，就會馬上有食慾。這個不是金冠柏（植物）嗎？我覺得我好該回家了。

醫生　我會再幫妳調整藥物，因為我看妳每天心情起伏滿大，感覺已經是週期性的循環，超出了憂鬱症的範圍，所以會幫妳加藥，但是如果一次加太重也不好，所以會循序漸進地幫妳加藥。然後「看看天空吧」、「看看陽光吧」都是很好的句子，可以嘗試說出口，儘管說不出口，也不要太苛責自己。「一天出去一次吧！」也可以利用自己舒適方便的時間進行。去買一片能夠遮陽的窗簾回來裝上也不錯，希望妳可以盡量去做一些能夠讓身體好轉的嘗試。

我　好的，謝謝醫生，下週見。

習慣性的無力

最終我還是離職了，原以為只要休息一陣子就會好轉，所以請了無限期長假，但我發現於事無補，沒有帶來任何改變，於是某天我就臨時起意，去了一趟公司，向主管遞了辭呈。我迅速交接了工作，和其他同事道別，沒想到有幾位同事竟然因為不捨我離開而流淚，當下實在受寵若驚。我原以為大家一定會覺得我是無病呻吟、命太好、製造麻煩的人，看來並沒有。我心中想像的他人，究竟都呈現著什麼樣的面孔？總之，自從不用進公司上班以後，我多出了許多時間，不曉得該做什麼，有點不太適應。

今天早上醒來睜開眼睛時，發現陽光曝曬房間，要是在早上七點左右醒來就不會曬得如此刺眼了，光是八點半就會有陽光開始直射進來，讓滿布傷痕和蕁麻疹的肌膚看得我更加心煩。我開始瀏覽Instagram，我所嫉妒的人總是與我不認識的人見面、去我不知道的場所、聽我沒聽過的音樂。我感覺自己好像被淘汰一樣，她顯得很特別，而我則顯得一無是處，我又被這樣的感覺籠罩。她上傳的文章都有模有樣，表達方式也很新穎，而我呢？我討厭四不像的自己。

後來我帶狗兒們出門去散步，吸收了滿

即將由春轉夏，我想要讓自己變健康。

滿的芬多精，然後返家洗澡，轉個念心想：「好險臉部肌膚都完好如初。」並決定不再硬著頭皮去做自己辦不到的事情。而且無力感是最恐怖的，為了戰勝某件事，就一定得要去做某件事，無力感卻會直接將這份意志壓倒消滅，就好比把生長得好好的植物硬生生連根拔起，已經枯萎到難以起死回生的狀態，但是從表面看都很正常，我現在就是處於這樣的狀態，當然，我相信這只會是一時。

抱著小狗的那些時光，迎著春風、聽著孩子們嬉鬧追逐的聲響，櫻花謝了，連翹也逐漸凋零。**我要躺在陽光下，儘管只是短短幾分鐘，也要用全身去感受這個季節，因為**

有人衷心期盼我幸福

出車禍了。這是我第一次開車上路，行程是從弘大開去光化門，再繞回來一山，結果在最後都已經回到一山這裡時出的車禍。我當時正準備右轉匯入直行車道，但是正當我準備進入車道時，完全沒看左方來車就直接開了進去，這時耳邊傳來了長長的喇叭聲響，隨即使與直行車道上的來車直接衝撞，「砰！」一聲發出了巨大聲響，車體也劇烈搖晃，最後車子是被推到人行道上的路燈前才終於停下。

車子一停下來的時候，我心中只有「完蛋了」的念頭，路人紛紛來到我的車旁，試圖要將駕駛座和副駕駛座的車門打開，確認我的狀態是否良好。大家都說因為是一輛貨車和轎車直接衝撞，嚇得他們半死，反而是我還沒搞清楚到底怎麼回事。經歷了一番波折之後，我好不容易才回過神來，撥了一通電話給保險公司。路人幫我叫了救護車，警察也抵達現場。好險大難不死，我毫髮無傷，但是車體已經嚴重損毀，只能報廢處理。我看著手腕上的傷和擠壓成一團廢鐵的車子心想：「看來人命都是天注定。」只要我沒有選擇或者鼓起勇氣走上絕路，應該很難消失在這世界上。更何況世上還有那麼多人是在為了讓自己能多活一天而孤軍奮戰，我卻煩惱著這些有的沒有的問題，真是洩氣，也覺得這些都是多麼奢侈的煩惱，甚至有點厭惡自己。

醫生　這些日子過得好嗎？

我　我出了車禍……，最後把車子拿去報廢了。當時是和貨車相撞的，好險大難不死，我毫髮無傷。

醫生　真的太幸運。不過妳怎麼能說得如此淡定？

我　是啊……。總之，就是這樣，算是不幸中的大幸。其實一直到昨天我的狀態都不是很好，也沒去醫院，所以有兩天份的藥沒吃，重新吃了藥以後頭痛和憂鬱就頓時全消了。按時吃藥時我都沒感覺到自己的狀態有比較好（因為會習慣），但是兩、三天沒吃藥就明顯感受到狀態有變差，所以要是提早幾天來看診，可能就會很難進行諮商也不一定。

醫生 最近都不會想要刺青了嗎？

我 最近還好，不太會，只是有比較強烈的自殘衝動，應該是受昨天的車禍影響。我昨天開車去了很多地方，有去弘大書店，也有去光化門教保文庫，以新手上路來說算是完成了一段滿難的路程，最後還平安回到一山這裡，領了精神科醫生開的藥，準備返家，沒想到就在最後這段返家路上發生了車禍。

其實在首爾開車時，我有想像過直接開車去衝撞山壁或山腳等畫面，開車過程中也一直在流淚，不過若要我自己踩油門去衝撞，會需要很大的勇氣，所以還會暗自希望要是有人能從後方直接撞我該有多好，結果就真的出事了。我當時正準備要進入直行車道，要是再提早個零點五秒切進去，駕駛座應該就會被撞得面目全非，所幸只有駕駛座完好如初，更何況那還是我男友的車子。

我也是第一次發生車禍，所以完全不曉得事情的嚴重性，反而是路人看見我的車被一輛貨車衝撞，推到人行道的路燈前才停下，還以為我已經死在車裡，紛紛跑來急忙打開車門搶救，確認我的傷勢如何。我當時還沒回過神來，所以只有坐在位子上一動也不動，後來才發現路人都已經撥打一一九和一一二到消防局和警察局申請救援，貨車司機還以為我死了，連前來確認都不敢。但是您看我現在，毫髮無傷，當然，可能還要再多觀察幾天才會知道。

我不是說我很容易覺得日子好無聊嗎？也比較不能體會活在當下的珍貴。最近我覺得無聊感加重了，在家也好無聊，結果昨天發生了車禍，我還是奇蹟似地活了下來，運氣很好，這讓我不禁產生「看來我命不該絕，難道還有什麼事沒完成？」的念頭，該怎麼說呢，變得比較會感恩，因為我不是有養狗嗎？其中有一隻是老狗，牠現在住在位於一山的老家，我本來是要去載牠到位於坡州市的住處，幸好還沒載到，要是載著牠發生車禍，後果一定不堪設想，於是產生了感恩的心。回到家以後看著兩隻狗前來迎接我，不禁讓我感嘆：「真的很感謝老天保佑，不然就再也看不到我心愛的狗兒們了。」於是就這樣轉換了心境。

醫生 所以之前妳都沒有這樣想過嘍？

我 嗯，我只有沉浸在自己的黑暗裡，把那些珍貴、值得感謝的事物視為理所當然，放置於角落。我一直認為現在的生活很無聊，也不斷在回想過去已發生的事情，沒有好好享受現在。之前交往的男友也是因為在一起太久所以很無聊，和他分手之後我們偶爾還是會聯絡，但後來發現他交了新女友，害我心裡有點不是滋味，整理 e-mail 信箱時看到他過去寫給我的信又覺得恍如隔世。

醫生 有想要和他重新見面嗎？

我 這倒沒有，只是在那一瞬間覺得有點心酸。猶記他對我說的最後一句話是：「我希望妳可以好好享受現在，雖然這並不表示過去就不珍貴，我也不清楚妳現在的男友是怎樣的人，但要記得盡全力活在當下，等時間流逝，或許妳也會和我有同樣的心境，我希望妳可以幸福。」當時我真的哭很慘，邊哭邊答應他說：「我知道了，我會活在當下的。」結果沒想到我竟然出了車禍。男友還特地趕來確認我是否有哪裡受傷，我看著他因為我毫髮無傷而真心替我感到開心的模樣，內心十分感動，也害我重新體認到原來只有我很遜、我很孬，並發誓要對男友忠誠。

對了，車子申請報廢以後，我也決定要拿自己的退職金來買一輛新車。

醫生　有需要到忠誠？嗯，目前看起來是沒受任何傷，但記得一定要去醫院做個整體檢查喔！

我　嗯，會的。

醫生　死亡總是與妳形影不離，妳也一直想要一了百了，老天卻讓妳經歷了遊走在生死一瞬間的事件，事故發生後難道都沒有覺得好險自己沒死嗎？

我　的確是沒有這種感覺。其實在發生車禍的當下，我完全沒有「好險還活著、沒受傷」的念頭，下了車以後我回頭看汽車的慘況，才發現已經被撞得滿目瘡痍，只能送去報廢，所以比起「原來我差點就要死掉」，我反而是在想「慘了，這可是男友的車子啊，怎麼辦？我死定了，該怎麼辦才好？」反正我沒有把我的命看得那麼重要，甚至還想過怎麼不讓我乾脆死在裡面算了。

醫生 妳會擔心車子其實就是活著的最好證明啊。

我 原來如此。總之，坦白講我並沒有因為自己活下來而感到慶幸，昨天的我就只是走過鬼門關一回、重生的感覺。那起交通事故對我來說有點像是一種人生轉捩點吧？我也不曉得這樣的感覺能維持多久。

醫生 不過這也是滿大的一次經驗，所以需要仔細思考看看，反正妳是想很多的人，就如同妳說的，發生事故前妳腦海裡所想的事情（好想要發生車禍，要是能有人來撞我就好了）真的成為現實時，這件事情不會就此落幕，它還會繼續衍生出其他事情；比方說，現在妳可能覺得身上沒有任何疼痛的地方，但是等過一陣子之後會開始感到痠痛等。

我 對，我聽說要是腰部受傷會很辛苦⋯⋯。

醫生 對了，妳的藥上星期不是有做調整嗎？我有幫妳加重一些，也另外附了頭痛藥給妳。

我 有，吃完以後頭就不痛了。

醫生 需要時記得吃點頭痛藥，其他藥則是原本用來控制躁鬱症的藥，因為妳可能天生性格就比較容易情緒化，就如同每個人多少都會有一些與生俱來的缺陷一樣，妳可能是控制情感這方面比一般人弱，所以我有幫妳提升一點情緒調節劑的用量。

我 喔~難怪我覺得昨天都沒有太大的心情起伏，整體來說滿舒服的，是久違的舒適感，所以很幸福、很喜歡。

醫生 也有可能是那場車禍所帶來的影響。

我 對，也有一種終於解脫的感覺。

醫生 我們一旦跨越穩定、到達無聊的境界，就會開始想東想西，就如同妳剛才說的，會想起舊情人，也會拿過去與現在做比較，但其實要是身體哪裡有受傷的話，所有神經都會專注在受傷的部位，甚至會因為內心充滿抱歉與飽受驚嚇而沒有心思去想任何事情。

我 也是，車禍後連頭痛的症狀都沒有，彷彿全身上下的感覺系統突然失

醫生　靈？或者也可以說是當下的心情？如果妳認為是幸運的話自然是最好，可說不定妳會認為可惜怎麼沒死掉之類的，車禍後妳應該也會認為之前的煩惱與不便都只是精神上的奢侈吧？

我　對，假如我受傷很嚴重的話可能會有那樣的感受。

醫生　是啊，可能會造成身心障礙也不一定，畢竟很多人是運氣不好的，那麼就會經歷更大的痛苦，也很可能會因為身上的某個「傷」而更想離開人世。

我　對，沒錯，真的是精神上的奢侈……，光是毫髮無傷，還有周遭人士的第一反應，都已經令我感謝萬分。

醫生　妳不要只有感謝的心，要多照顧自己的身體。

我　看來要更珍惜我的身體了。

醫生　妳不是說妳本來就對痛苦比較頓感嗎？愈是這樣就愈要敏感地去觀察、注意自己的身體才行，尤其現在更是要多加留意身體狀況的時候，畢竟

我

都經歷了一場車禍。

我會多注意的。之前我心理狀態不怎麼好的時候不是有迷姜丹尼爾嗎？其實我是有感受到類似戀愛的感覺，很想要和他交往（想太多）。但是我對於自己有這樣的感受感到很羞恥，也想要隱藏這份情感。然而，有一本名叫《幻想痛》的小說，講述的是粉絲熱愛男偶像的故事，很不錯的一本書，閱讀這本書的期間，我發現自己對於同性戀、無性戀、雙性戀、多邊戀等，都是持開放態度，認為只是愛情的各種型態，並尊重這些愛情，可是對身為粉絲暗戀偶像的愛情卻會感到羞恥，怎麼會這樣？就算對偶像產生類似戀愛的情愫又怎樣？只要我沒有靠近他、對他造成傷害，又有什麼關係？但其實雖然我很喜歡姜丹尼爾，卻也因為他而失落過，因為我每天都在看他的影片、聽他的音樂、買他代言的產品，可是他卻連世界上有我這個人的存在都渾然不知，每次只要一想到這點，就會很難過，感覺比暗戀現實生活中的異性還要痛苦，因為至少現實生活裡的暗戀對象還會知道有我這號人物，不，應該說至少有可能會知道我，但是像這種暗戀偶像的情形，感覺真的是在愛一個遙不可及、不可能實現的對象，所以我有因此而感到短暫憂鬱。

醫生 的確如妳所言，世界上存在著各種愛情形態，宗教其實也是這樣，有些人熱中於宗教到其他人看了可能會覺得這人很有問題的程度，但其實他們也許是認為只要用如此虔誠的心去接觸宗教，就一定能離自己的信仰愈來愈近。然後雖然妳現在會認為這件事情令妳很憂鬱，但其實只要妥善利用那份熱情，很可能就會再衍生出其他事情；比方說，因為喜歡這位明星而拓展到其他人脈等，這些事情會不會也都別具意義呢？

我 對，沒錯。

醫生 總之，祝妳今晚有個好夢，我們下週見。

我 謝謝醫生，週末愉快！

重新看待那些理所當然之事

世事難料，沒有人能預測未來，就連下一秒後的事情都很難說，真的是既可怕又神奇。發生車禍之後，我沒想過自己會死，也沒有將其視為是一場滿大的交通事故，更何況那還不是我的車，所以甚至動過怎麼不讓我死在裡面的愚蠢念頭。

令人無語的是，我竟然奇蹟似地在這場車禍中活了下來，還毫髮無損，明明是和一輛貨車相撞，車體也嚴重扭曲變形，只能拿去報廢。

我突然對日常感到格外新鮮，也產生了有別於以往的感受。那些過去認為理所當然的事情，重新清楚地映入了我的眼簾，不是因為我還活著，而是因為我沒死掉。你可能會認為這句話有點矛盾，但我有明顯感受到**自己還不到死的時候，也許我還有其他用處，我如此深信著，也想要追求更好的影響。**

和我自己對話

星期天是和男友在一起的交往紀念日，我們相約去看舞臺劇，也說好要去一間知名餐廳用餐，所以我想要保持在身心良好的狀態，男友也非常渴望我如此，因為一旦狀態變糟就會持續一整天，很難再變好。

自從上次反覆看了讀者的負面評價之後，我就再也沒看我的書評，不過我也不曉得自己到底是哪根筋不對，一早醒來突然打開 Twitter 輸入書名搜尋，幸好有看到滿多不錯的評語，一邊心想：「果然我的書和 Twitter 比較合！」一邊轉動著滑鼠。結果沒想到竟然被我看見一篇目前為止最糟糕的評語，內容大致如下：

「這本書我真的是硬著頭皮看下去的，這種文章拜託寫在妳家的 Kitty 日記本裡就好，這種書居然還要讀者掏錢購買，已經不只是難看的程度而已，根本是垃圾，黑心！」

醫生　這幾天過得如何？

我　這星期過得不錯。

醫生　怎麼個不錯法？

我　大抵上都不錯，只有發生一件事（我把上述情形告訴了醫生），可是我不想把那天搞砸，原本想對男友說：「快來安慰我一下！」但我還是選擇了先出門去遛狗，然後嘗試了一種新方法——和我自己對話。「洗嬉啊，妳又不是耶穌或佛祖，妳在讀那些世界經典文學的時候，有些妳不是也會感到無聊嗎？那又怎能期待所有人都喜歡妳的書呢？」然後我就自己回答：「沒有啊，當然不可能每個人都喜歡我的書。」然後我又會再度問自己：「那留言當中好評比較多，還是這種差評比較多？」於是我又答：「至少在我看來喜歡我的書的人比較多。」「可是妳最近為什麼要一直忽略別人對妳的稱讚，然後放大那些批評呢？這樣對喜歡妳的讀者來說不公平吧？還是妳已經變自大了？」於是我回答：「對吼。」然後我又說：「而且妳想想看，那個人本來就不應該在 Twitter 上看見有人推薦就買書，要是他有親自去書店試讀過，就知道這本到底是不是自己想買的書了，不是嗎？結果他自己也沒去試讀過就購買，妳不覺得他也沒資格這樣亂批評嗎？」我又回答：「沒錯，真是個莫名其妙的人，我不想理他了。」結果我的心情就頓時豁然開朗了。

醫生 妳是不是有閱讀過這類型的書？

我 嗯？什麼書？

醫生 類似《心理劇》（Psychodrama）這種書。

我 我？沒有啊。

醫生 因為妳說的這套方法很像心理劇。

我 是喔？實際上真的有這種治療方式嗎？因為我不是在心裡默默地想，而是真的有自己進行角色扮演，然後把這些對話統統說出來，所以讓我有一種像是實際在與人交談的感覺，明明只是自己一個人在那邊自言自語。

醫生 透過這樣的方式自問自答……其實有助於妳看見一些因情緒太過激動而未發現的事情，或者沒有考慮到的部分。

我 對，感覺像是激動、理性、客觀、情緒化的我，同時在一起對話，就像兵乓球一樣一來一往，心裡自然而然好轉起來，而且不是假裝沒事，是真的沒事。我和男友去看舞臺劇時有告訴他今天發生了這件事，以及我是用什麼方法克服，並告訴他我現在已經沒事了，男友聽完以後說我真的很了不起，他認為如果是他面對這樣的事情應該也很難釋懷，實在很慶幸我辦到了，所以那天我們過了非常愉快的紀念日。

而且我發現最近有滿多讀者會留言跟我說他讀了我寫的書，一開始收到這種留言都會讓我很感動，因為如果真要回溯當初的寫作動機，說我是被一句部落格留言打動所以決定出書也不為過，但凡事都是一回生二回熟，雖然我依舊心懷感謝，卻也不可否認那些留言看久了也就習慣了，我深刻反省著這樣的自己，然後再重新去閱讀了那些留言，讓自己再一次好好感謝讀者。

醫生 等於是找回了初衷，對吧？很好啊。

我 對，不過這是真實存在的治療方法嗎？

醫生 這套方法很常使用。通常是像演戲一樣進行，最具代表性的方式是把大家聚集在一起坐下來，然後讓其他人扮演成我，展開對話。不過聽妳剛才的敘述，感覺對話一開始就早有答案，因為妳說在 Twitter 上看到別人對妳的書留下好評時，妳會覺得「果然我的書和 Twitter 比較合！」那麼看到負評時，只要反過來想「這人比較不適合用 Twitter」不就好了。而且那個人也很可能是故意發表相反意見，以為這樣批評就能彰顯出自己的觀點比較犀利，類似這種。（但這比較像是為了合理化對方的行為而這麼去想）

我 也是。除此之外沒有其他特別的事情了。

對了，有一件事情想請問您，許多讀者不是都會問我在哪一間醫院接受治療嗎？他們對於我和您每次都能進行三十～四十分鐘左右的諮商（而且是在醫院精神科，不是心理諮商中心）這件事感到十分好奇，這到底是屬於罕見還是常見的情形呢？

醫生 當然不常見。

我 真的嗎？那您為什麼要和我聊這麼長時間呢？

醫生 首先是妳第一次來找我的時候剛好那天我不忙，再加上如果是我認為需要花比較多時間聆聽的患者，我就會這麼做。更何況我也是屬於比較不好意思打斷別人說話的類型。

我 的確，在我說話時您都不太會打斷我。

醫生 我就是很難做到這點，當然，要是當天患者比較多，我可能還是會不得不打斷患者說話。

我 嗯，因為看診時間是抓三十分鐘，所以我也總是會擔心超時的問題，老是會不自覺地確認時間，生怕後面的患者在焦急等待。（很多時候都是因為醫生仍在說話而導致超時）

醫生 而且每一位患者的傷痛、狀態、類型都不盡相同，有些人就算花一小時來我這裡，也有可能五分鐘就看診結束，因為反而是患者自己坐立難安、想要快點離開，所以也要依照患者願意對我吐露多少內容而定。

我 那如果有些人可能原本沒有勇氣、但還是想找個人傾訴，所以好不容易鼓起勇氣前來找您，但是當這些人真正開始接受治療時，您向他們提問，他們卻又難以啟齒的話，這時您會怎麼做呢？

醫生 如果當事人本身就對治療持負面態度的話，我這邊是很難提供幫助的。不論他身旁的人多麼勸他要去找醫生聊，來到我面前又只說「我沒事」的話，那就真的沒轍。更何況要是患者沉默不語，我也要等待這段沉默結束才行，因為必須將沉默也視為是一種對話。當然，前提還是要依照你的病因而定。尤其精神科是要和患者先有某種程度上的互信基礎之後，有些事情才有辦法和醫生侃侃而談，有些事情也很可能始終無法啟齒。

我 會不會有人只說一兩句話就欲言又止、打退堂鼓呢？

醫生 當然有嘍！

我　所以也有人是慢慢與您拉近距離、建立了互信基礎之後才對您敞開心房的嗎？

醫生　對，有這類型的患者，也有來我這裡只想接受藥物治療的患者，或者更積極主導談話的患者等，各式各樣的人都有，所以也很難明確去作歸納或分類。

我　那麼在找您做諮商以前，能否先打個電話來詢問諮商時間會進行十分鐘還是三十分鐘呢？

醫生　即使打來這樣問我，站在醫院的立場還是很難提供精準回答。更何況長時間的諮商往往會回溯到童年往事，所以也有很多人是不願意的，主要還是得看患者自己能否接受；比方說，站在專業醫師的立場可能是為了及早治療而告訴患者其問題點，但是只要對方尚未準備好接受這樣的事實，就會承受極大的打擊，因為要是還沒有克服、還處於痛苦不堪的狀態，如此貿然地告訴他，很可能只會雪上加霜。

我　您應該也會多留意這種情形吧？

醫生 是，但我也不敢保證留意的時間點是否精準，總之，就算打電話來問諮商時間會進行多久，我們也很難提供精準回答，可以問「初診大概會進行多久？」就好。（這不是一樣的話嗎……？）

我 好的。

「痛苦的大小完全是相對的」

「沉默也是治療的過程」，這句話令我印象深刻。**在眾多憂鬱患者當中，真正會去醫院尋求醫生協助的人有多少呢？**

許多讀者會傳訊息告訴我，他們認為是自己太軟弱、缺乏抗壓性，所以沒去找醫生接受諮商，其實我看到這樣的訊息還滿難過的，也替他們感到不捨。過去在我也深受同樣的想法所困擾時，有一本書曾帶給我安慰，那是維克多．弗蘭克的著作——《活出意義來》。這本書收錄了作者在奧斯威辛集中營裡如何倖存下來的故事，剛開始閱讀時我感到極度痛苦，因為會覺得作者在如此不可置信的人間煉獄中都活下來了，我究竟為何如此懦弱？但是就在我閱讀到以下這段文字時，我的想法出現了改變。

「痛苦就像是煤氣。一個空房間裡，如果注入某一定量的煤氣，則不論房間多大，煤氣都會完全均勻地瀰漫。同樣地，痛苦不論大小，都會完全充滿人的心靈和意識。因此，人類痛苦的『尺度』，絕對是相對的。」

自那時起，我便告訴自己，**不要再拿自己的痛苦與他人相比**，當然，也因此而使我得以鼓起勇氣去醫院接受治療。

用社會和他人的標準來評價或壓抑自身

痛苦，其實是非常危險的念頭。我只是單純不想再忽略我內心的陰暗面，也不想與人攀比，只想專注在自己身上罷了；就好比品味快樂一樣，探究那些黑暗面，並且透過與自身的對話來撫慰自己。

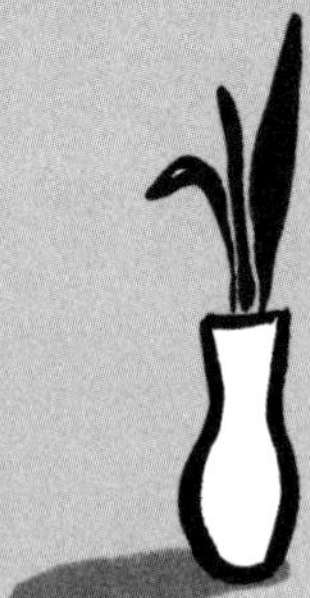

內心的中間地帶，變寬闊吧！

醫生　最近好嗎？

我　還不錯，有兩天很糟，但有馬上克服。

醫生　那兩天為什麼很糟呢？

我　因為我有接受一家報社的專訪，那名記者說他要特地來坡州市採訪我，所以我滿心感謝地前去赴約，透過電話聯絡時，對方的聲音聽起來滿年輕，沒想到實際見面時，才發現是一名中年男子，害我有點錯愕。因為迄今為止，我所接受過的採訪都是和閱讀完我的書以後深有同感的女記者，在不錯的氣氛下、朝正面方向進行的，而且我的書有八成以上都是二十至三十世代的女性讀者在閱讀，所以儘管這很可能是我個人的主觀偏見，但是我私心認為男性、尤其是中年男子應該很難對這本書產生共嗚，最後事實也證明，的確不出我所料。

醫生 怎麼說？

我 唉，不知道，也許是我不夠見多識廣吧，有些人乍看之下彬彬有禮，卻難掩渾身散發出來的違和感，這很難用言語說明，他會用過分客氣的口吻說話，對待我的行為舉止卻又會一直隱約透露著鄙視感，我也是第一次遇到這種人，所以一開始我還很疑惑，「這人究竟是謙和有禮？還是性格本身即是如此？」由於我一直都缺乏自信，也知道自己比較敏感，所以那天我有特別叮嚀自己不要自己想太多、受他影響，最後也有放輕鬆好好回答。

但是那天回到家以後，我把當天接受採訪時的所有過程全都一五一十地講給了朋友聽，說著說著就重新說出了受訪時的交談內容，結果發現有些問題好像有問得比較超過，但我又心想應該是我自己太敏感，於是向朋友說了這些事情。我原以為朋友會回我：「就只是很一般的訪談啊？」沒想到朋友聽完居然大動肝火地對著我說，她認為那名記者根本對我不懷好意，假如換作是她接受訪問，一定會中途喊卡、直接離席，並對我表示欽佩，說我很成熟，竟然可以很有禮貌地回答完所有問題。但其實在聽到朋友這麼說的那一瞬間，我簡直要崩潰了，雖然在接受訪問時我一直有感覺到不太對勁，但至少沒有想過對方是個無禮的人，但是聽聞朋友這麼一說，我就徹底認為「喔，原來我又成了傻子，居然沒看出來，這人的確有瞧不起我，我卻像個蠢蛋一樣毫無察覺，還在那邊親切地回答他的提問。」我的朋友自然是感到錯愕不已，原本說那番話是為了要稱讚我的，結果沒想到卻害我徹底陷入自我厭惡的情緒當中，痛苦不已。雖然朋友有想要試圖挽回，努力解釋著自己並非那個意思，但是我的狀態已經徹底偏向負面。我本來就是個極端的人，所以只要和自己合不來或者不太喜歡的人見面，就會自動聯想成「我討厭見任何人！」而不是「那個人好奇怪！」所以那天晚上我是一邊抱著我們家的狗痛哭，一邊大喊：「我真的好討厭見任何人！我討厭人類！我再也不要踏出這個家門！」然後才睡著的。

隔天早上醒來，我滿肚子的怒氣還未全消，竟收到了該名記者的簡訊，他連個「您好」的開頭問候語都沒有，就直接寫「週末前麻煩提供四到五張照片。」所以我故意沒有回覆，而是反問他：「新聞草稿何時會寄給我呢？」結果就看見他直接打電話過來。於是我接起電話，他直接就劈頭質問我：「我有說會提供草稿嗎？」然後我還回答他：「可是我到目前為止接受過的採訪，都會在新聞稿正式發布前先讓我看過草稿確認耶？」然後就聽到電話那頭傳來一聲不耐煩的嘆氣聲，接著說：「我做記者二十年了，我們就算採訪總統，也不會提供草稿，那就變成是在審稿了啊！」甚至還嗆我都在出版社工作那麼久了，怎麼會連這種事情都不知道。在那當下實在太令我傻眼，但是我依然保持理性地告訴對方：「我現在對於你的態度感到極度無禮也非常不悅，希望你可以直接取消這次的訪稿。」結果他居然回我：「妳以為我就很開心嗎？」最後我表明了既然彼此都不爽，那就可以不用寫這篇報導了，隨即使掛上了電話，但其實我是耗盡全身力氣在跟他講那通電話，當我一掛掉電話時，我徹底崩潰痛哭。我覺得飽受屈辱，總之，最後是出版社代表幫我解決了這件事情，他們彼此有再通過電話。我一直覺得應該是因為我還涉世未深又是女生，所以才會碰上這種事，痛苦到白天還吞了顆安眠藥讓自己昏睡。

醫生 那時候是只有在服用晚上的藥嗎？

我 對，白天吃了一顆安眠藥就去睡了，晚上再吃晚上的藥，睡前本來打算再吃一顆安眠藥的，但是我看自己有一點睡意，就沒特別吃。那天晚上我做了各式各樣的惡夢，但是偏偏每次做惡夢都會做這種夢──在別人面前像個蠢蛋一樣說不出內心真正想講的話，只會做這種獨自難受的夢，就連在夢裡都快被自己給氣死。

醫生 實際上該說的話妳不是都有說嗎？

我 的確我很慶幸自己都有把該講的話講出來，但是該怎麼說才好呢，雖然都有明確表達自己想講的，但實際上在說那些話時我是全身顫抖的，完全被那個人的氣場壓制、驚慌失措的狀態，所以假如不是透過電話而是當面談的話，我恐怕一句話都說不出來。

醫生

如果光從妳說的這些內容來看，那名記者應該是在過去二十年都用這種方式對待他的受訪者，對吧？用「草稿要不要寄給你看是我決定」這種方式。但是即使面對如此傲慢無禮的情形，妳最終還是有把事情做好收尾，不是嗎？現實中的妳和夢裡的妳是截然不同的樣子，夢裡的妳其實是在限制自己。

回到前一天，妳聽聞朋友說的話以後心想：「哦？為什麼我都沒意識到這樣的事實，還下了自己想太多的判斷，安慰自己沒事，還去回答他的提問。我怎麼這麼蠢？」其實會有這樣的念頭並沒有錯，但是大部分人的目標反而都是想要像妳一樣按捺住自己的脾氣順利結束訪談，因為在這社會上打滾，比起仗著自己有權有勢去為所欲為或者意氣用事，大家更傾向於就算滿腹委屈也要告訴自己忍一忍，所以很多人都想要在公司裡作人圓滑、處事圓融，不是嗎？

我

喔~所以當他們沒能好好完成受訪時，反而會感到痛苦嘍？

醫生 對，反過來看，有權有勢的人要是按照自己的意念行動，豈不就成了超級甲方嗎？這種人通常不會受人歡迎，都會遭到社會大眾的指責與批判，我想妳應該也不想要變成那樣吧？

我 嗯，對，我沒有要變成那樣。

醫生 所以照這樣來看，對方對待妳時雖然有令妳感到「這人隱約對我滿沒禮貌的」，或者彷彿仗著自己年紀大就瞧不起妳，但是妳依然有對他保持最基本的禮貌，當然，妳也沒有想要和他再有進一步往來，所以從工作上來看能夠這樣處理已經很棒，可是妳卻會因為自己沒有展現內心真實情感（表現憤怒）、中途憤而離席等而苛責自己、感到懊悔不已，這就有點矛盾了。

我 嗯，的確。不過醫生，我覺得自己的狀態有比以前好，是因為有明確認知到您現在對我所說的這些問題。我有想過自己為什麼會這樣？的確，要是真的成為超級甲方、為所欲為，一定會遭受眾人指點，那並不是我想要的人生，但是我經常會在自己身上貼標籤，例如：我不擅長對其他人表達情感、我好遜、我好蠢等，明明實際上並非如此，如今的我也早已不同於過往，我卻會一直認為那種唯唯諾諾的樣子才是我的真實面貌。於是我就變得難以控制我的情感，開始羨慕起那些可以做自己、愛發飆就發飆的人，但其他人應該是跟我反向思考的才對……。

醫生 對，我相信妳應該也不是真的想要變成這樣。

我 真的嗎？但我為什麼老是會往這樣的方向去羨慕呢？

醫生 只要妳站在某個端點，相對地，妳也只會看見另一個端點。所謂「年輕」，其實是血氣方剛、橫衝直撞的，年輕人的人生也是，但是隨著社會歷練的累積，妳會漸漸變得不再只看相反或對立面，而是發現某個中間地帶（中間世界到底什麼時候才會出現呢？），隨著年紀漸長，也會逐漸產生一些有些人可能會認為是卑鄙的一面。其實最重要的是找一條自己認為最舒適的路，像妳現在會告訴自己「一定要這樣做、那樣做」，但是隨著時光流逝，妳的想法很可能會變成「我可以理解這樣的方式，另一種方式也沒有錯，但是我比較喜歡採用這樣的方式」，我甚至認為現在的妳已經在朝這樣的方向邁進。相信以後就算再遇到傲慢無禮的記者，妳也能老神在在、氣定神閒地說：「那個人態度不怎麼好。」總之，妳已經處理得很好。

我 所以我現在是因為還太極端，才會去羨慕那些直接將怒氣宣洩出來的人，對吧？

醫生 是啊，因為那是妳現在沒有的面貌，但是當妳哪天真的那麼做之後，一定又會自責：「我何必做得這麼絕呢？」

我 嗯……是呢。我想到之前也剛好發生另外一起類似事件。有一天，我和男友以及他的男性友人一起搭車回家，因為我們都住同一個方向，那位朋友個子很高、體型也很壯碩，聽說是一個非常情緒化的人，雖然人不壞，但是只要一生氣就會完全目中無人的那種類型吧。那天我們在車上剛好遇到隔壁車道有人開車橫衝直撞，完全不瞻前顧後，甚至還對我們這臺車咆哮，我男友也有點被對方惹毛，所以有故意踩煞車想藉此警告對方，但是沒想到對方竟然開始向我們逼車，不停對我們叫囂、謾罵，我男友是認為他對於自己急踩煞車的事情感到有些後悔，因為車上不只他一人，還載著我和他的朋友，卻沒控制好自己的脾氣，所以對我們感到有些抱歉，但是坐在副駕駛座的朋友似乎難掩怒氣，突然搖下車窗，朝對方大聲喊道：「幹你娘咧，操機掰！」然後飆了一連串的髒話，我當時也有被他嚇到，最後那名朋友可能也突然意識到有我在場，頻頻向我致歉，表示他也很討厭這樣的自己，感到內疚不已。

但其實我內心裡是非常羨慕他的，要是我像他一樣長得人高馬大，應該也可以搖下車窗破口大罵。而且我認為其實他應該是對自己頗有自信，所以才有辦法做出那樣的舉動。我在二十歲出頭的時候比現在更極端，非常討厭被人說小小一隻、年紀輕輕，所以會刻意對男性擺出更像瘋女人、不好惹的樣子，後來有一次在聚餐場合上與人起了口角，有被男人用拳腳相向，臉都被揍到紅腫瘀青，那次事件有讓我切身體會到恐懼感，自此之後我也變得比較會壓抑自己火爆的性格。然後我又開始想像，萬一是我坐在副駕駛座，搖下車窗用同樣的髒話飆罵對方的話，那位大叔會願意善罷甘休嗎？還是會更氣，直接追上來把我毒打一頓？我甚至認為，當時是因為我們的人數占有優勢，也有身材壯碩的男性友人同在，那名大叔才只好自己摸摸鼻子、罵幾句髒話便揚長而去。雖然我知道這樣的想法並不正確，但是心中難免仍會浮現「我做不到，那是我永遠達不到的境界，男人還是比較有權有力」等這些念頭，於是就更嚮往那樣的面貌，想要能夠像那樣天不怕、地不怕……。

醫生 任何人都會想要像那樣回擊，尤其是開車的時候被人惹毛，基於本能都會爆粗口，但是在那瞬間都會有一條理智線冒出來，不是嗎？比方說，擔心對方可能人多勢眾，或者身上有刺青也不一定……。我看最近還有刺青袖套這種東西？（驚）像這樣都會在腦海中先經過一番評估衡量才採取行動。

我 我其實見到那樣的男人都會感到很害怕，但是又會覺得那份恐懼是卑鄙、愚蠢的，我會對自己說：「反正妳還是會怕得說不出話來！」

醫生 不，這是再自然不過的心態。當然，每個人都會想要變得強而有力，但不一定要透過暴力的方式展現。妳現在的心情可能是假如有什麼無法可管的地帶，妳會想直接持槍把那些討厭鬼統統都掃射槍決（大笑），但是因為妳保有理性，所以忍耐，不是嗎？「要是我這麼做，對方去檢舉我的話怎麼辦？要是被對方攻擊的話怎麼辦？」妳也會像這樣合理化自己嚥下的那口氣。我們醫院裡有許多患者就是因為缺乏這樣的過程，瞬間式的情緒失控，導致有暴力行為出現，尤其牽涉到酒的情形也屢見不鮮。除此之外，假設我們在路上碰見一位非常接近自己理想型的異性，當下可能會心想，「哇，好想和他認識、交往、牽手、親吻等」，但是我們會忍住這樣的衝動，不是嗎？我希望妳可以不要對出於人之常情的情感過於自責，好好接受它也即可，也許這些念頭反而是健康的，畢竟都已經火冒三丈了，不可能還認為對方很美麗，那才奇怪不是嗎？

我

對，我只是對於膽小怕事、在別人面前抬不起頭的自己會特別苛責。

醫生

像妳剛才有提到女性，其實有時候對於想要變強大的憧憬可以顯現在關注女性人權或弱勢團體上，藉由這些方式排解或補償自己的欲望，而這或許也能成為促使自己活下去的動力之一。

醫生 是呢。真希望可以往比較健康的方向發展。

我 現在的妳其實已經充分健康，而且夢境是一個可以消除所有欲望的空間，不過妳會將其帶入現實又是另外一項問題。

醫生 可是會做那樣的夢不代表我有問題或者不健康嗎？

我 反而可以視為是健康的現象喔！

醫生 是喔，我還每天心想：「我的潛意識簡直就是一坨垃圾……。」

我 正因為是夢所以才有辦法做到，在日常生活裡則可以透過寫作來抒發情感，有很多種替代方案。而且當妳在接受那名記者的採訪時，妳並沒有特別用負面的角度去看待對方，這點表示妳對人的理解範圍有變得比以往寬廣，只要心想：「看來我已經能夠淡定地面對那種人了」即可。

我 唉，如果真是如此該有多好，本來的確是這樣的，所以在接受訪問的過程中也沒有特別不悅，反而是聽完我朋友那樣說以後，我才開始動搖。現在看來可能原本那樣處理才是比較好的，表示我已經有能力可以和那種人交涉。除了這件事情以外其餘都還不錯，今天也有出門散步、晒太陽，和我自己進行了一番對話，心情平靜許多。我對自己說：「其實已經有將近兩個星期都只有發生好事，情緒控制得也不錯，可妳卻只因為這次事件一直責怪自己，都不懂得稱讚自己表現好的部分。」

醫生

很好，而且妳說妳有徹底崩潰，但其實仔細想想，雖然白天吃安眠藥倒頭昏睡，這卻和「我要吞藥自殺」是截然不同的心境，最終，妳的舉動其實也意味著「我才不會因為這種鳥事而感到有壓力，甚至去尋死」，如果是以前的妳，很可能就會為此想不開去尋短，但如今妳卻懂得用睡覺來排解這種負面情緒，可能還暗自心想：「就憑你這種人也想要來擊垮我至今費盡心思、苦心經營的人生？太可笑了吧。」所以由此可見，妳的確是有進步的。

我

沒錯，與其因為那名記者而去尋死，倒不如純粹因為太厭惡自己而死、或者只是單純因為浮現想死的念頭而死，但我都沒有這樣想，所以感覺自己有改善許多。

醫生　真的很慶幸妳的狀態有愈來愈好。

「我正在好轉當中」

雖然度過了痛苦的一週，我卻能明顯感受到自己正在逐漸好轉，我變得可以控制我的情緒，內心恢復力也變得比以往快速許多，除此之外，我也變得能夠自我合理化，儘管在面對我最脆弱的部分（老是要鄙視我或者用氣勢壓我的怪人）還是很容易感到崩潰，但是相較於前不久的我，恢復得算很快了。

尤其是「絕對不會因為那種人而選擇自殺」這點，要是從前的我，不只會因為那種人去尋短，更可能會因為非常厭惡被那種人擺了一道而想不開，我朋友也說她很怕我會選擇用自我厭惡的負面眼光看待自己，慶幸我很快就回歸正常。

如今，我已經能將箭頭指向對方，也會認為「才不會因為你這種咖毀了自己」，甚至對自己本身和自己的人生已經有「沒那麼一無是處」的認知。我不再過度檢視自己，而是改用彷彿在看第三者的方式，以寬容理性的角度觀察自我、做出精準判斷。

看來我真的有好轉，很高興自己可以不用一直重複上一本提及過的內容。

其他人又沒經歷過我的人生

不久前，我去看了星座占卜，其實我本來是一個不相信星座、塔羅、易經卜卦等算命的人，因為猶記當年在準備考插大的時候，我和姊姊一起去弘大的塔羅牌咖啡廳算過，一名專門算塔羅牌的老奶奶問了我當時的情況，竟鐵口直斷：「妳絕對不會考上妳想去的大學。」我始終無法理解，怎麼能用到「絕對不會」四個字呢，而且最後我還如願考上了夢寐以求的大學，所以更令人氣憤不平。

然而，就在去年朋友的推薦下，我去看了星座占卜，在那當時我覺得有些部分算得很準，有些部分則沒那麼準確，關於未來的運勢預測也因為尚未發生所以被我徹底遺忘，直到那年冬天，我偶然讀到自己當初記錄下來的占卜重點，才發現竟然有許多部分和占星師預言得如出一轍，所以今年夏天，我又再度偕同男友一起前往。

我因為去年已經算過，所以這次去算還是聽到類似的內容，男友則被說是頭腦非常聰明又能言善辯的人。我的姊姊也有託我順便請老師幫她也算一算，結果算出來不僅是絕世美女，還聰明絕頂。兩個人的命格都比我的好很多，不知不覺間，我已經在問占星師我和男友兩個人當中誰比較聰明，最後得到男友比較聰明的回答以後，我的心情頓時跌入谷底。

其實我一直認為自己有點笨，而且也會羨慕那些聰明的人，他們往往懂得舉一反三、掌握情況，不論遇到任何事情都能找出最佳方案，原本不信這些算命占卜的我，竟不自覺地全盤接收了占星師所說的話，這使我不禁心想：「我果然還是一個容易受人影響、沒有中心思想的人」，進而覺得痛苦不已。

醫生　這幾天過得如何？

我　心情沒有到很好。

醫生　為什麼呢？

我 有發生一件事，其實最近不論受到任何影響，都比以前來得無感，沒那麼容易受傷。但是昨天我去算了星座占卜，去年也有算過一次覺得很準，所以今年又去算了一次，這次是帶男友一起去的。

醫生 星座占卜是如何進行的呢？

我 就是把出生的時辰、地點、日期提供給占星師去算命。總而言之，因為我被算得非常準，所以我幾乎已經到達盲信的程度，我看老師是用某個程式去計算的，算出結果以後說了一些關於我男友的性格與命格等內容，覺得太神準了。老師說他是屬於耳根子硬的類型，命格則屬獅子、國王、老大等，絕對不服輸，凡事只要一投入，就一定要做出成績的那種人，總之，評價非常好，還說是天生老師的命，跟我完全不能相提並論，我是學生的命。但其實我也有點同意老師說的，因為男友並不會很強勢，我反而有點厭男情結，所以比較會想要占上風、壓榨或者欺負另一半、凡事都要按照我的意思去做（我是瘋子），一開始對男友也是如此，但是隨著交往時間變長，自然而然就變得無法對他太隨便，反而會尊重彼此，所以我們才會穩定交往至今。而且也許是因為我沒有這些面向的緣故，我很容易被類似教主這種人吸引，也就是氣勢比較強、充滿自信與確信、能言善道的那種人。

不過當我們算到一半的時候，我的姊姊突然打電話來，託我幫她也算一下，結果老師說我姊是個聰明絕頂的人，明明一開始算我的時候也有說我滿聰明的，所以我就開始追問老師：「那我們三個人當中誰最聰明？」她回答是姊姊最聰明，於是我又追問：「那我和男友兩個人誰比較聰明？」結果老師竟然回答：「當然是男友嘍～」我當下真的有一度覺得心情好差，因為這樣的答案簡直有損我的自尊。

醫生　有損自尊？

我　對，超傷自尊。我想應該是因為我自己也覺得自己不夠聰明的緣故，自卑感作祟，但是我看男友絲毫沒受影響，也對老師的評語不予理會，因為只是基於好玩去算的，而我卻是深受影響，甚至還一度認為這位老師非常神準。後來我有向那位推薦我來找這位老師占卜的朋友說了這件事，告訴她老師說我最笨，結果朋友竟然回我：「妳的確也不是什麼聰明的人，呵呵。」我氣憤難平地對男友說了這件事，結果男友回答：「呿，她自己又是有多聰明～」但我還是一直心情很差，所以又嘗試了與自己對話。我對自己說：「雖然生氣在所難免，但是不要因為她的一句話而認定自己是腦袋不靈光的人，那是無禮的她有錯，不是我的問題。」像這樣將問題分開來看以後，我的心情有好一些。雖然當下氛圍不適合起衝突，所以我也沒繼續追問那位老師，但我還是很後悔應該直接擺臭臉然後嗆對方：「妳算老幾啊！幹麼說我笨！」所以我也很好奇自己為什麼要懷疑自己是不是真的不夠聰明、為什麼沒當場發飆。

醫生 如果妳得到的評價是三人當中最聰明的呢？

我 那當然會很開心啊。

醫生 真的會純粹只有開心？會認為這個人算得好準、值得信賴？

我 什麼意思？

醫生 畢竟對方又沒有實際測試過妳的智商，光憑出生時間和地點就說妳最聰明欸。

我　是沒錯，但我是對於我朋友說我不是多麼聰明感到憤怒。我實在搞不懂她為什麼會這樣認為。

醫生　可是那句話真的有這麼重的意義嗎？占星師應該也是因為妳展現出對於這個話題最感興趣的樣子，所以才會故意逗妳說：「旁邊的人看起來更聰明喔～」要是我的話可能也會這麼回答。

我　這樣想會不會太一廂情願呢？

醫生　我打個比方吧，雖然這個比方可能不足以議論信賴度，但是假設有三胞胎一起去算星座占卜的話，三個人的智商或性格應該要一模一樣才對，不是嗎？但真的會是如此嗎？

我　可是被人說他比較聰明、妳比較笨，依然是一件令人不悅的事情。

醫生　這可是妳自己要問她的呢。

我　她是說我「算滿聰明」，但是對我男友和姊姊則是用「哇塞，頭腦超級聰明的欸！」這種方式表達，所以我才會窮追不捨地追問啊（真是的，

醫生 幹麼自討沒趣）！

可是普遍來說聰明的標準很模糊，聰明可能是指智商高，也有可能是指眼明手快。不過當妳去見那位占星師的時候內心早已搭載著「我無條件地信任妳」這樣的信賴，所以妳打從一開始就已經占下風，那個人自然而然會認為自己不論說什麼妳都會相信。

我 是喔……難怪我男友也吐槽我，說我根本是盲信那位占星師，還說我簡直是把對方當成彌賽亞。我男友反而完全不受她影響，甚至還認為對方有點可憐，因為她有說我男友能言善辯、頭腦聰明，是屬於教育孩子的立場，然後還說：「唉～要是教一群沒什麼才華又沒出息的孩子們，應該會壓力很大。」但是我男友一點也不這麼認為，那位老師似乎認為人要按照命運的安排而活，可是男友卻認為人生是自己走出來的，所以對於那名占星師根深柢固的既定觀念感到可憐。

醫生 妳覺得這些話真的只是在指占星師嗎？

我 難道是在指我？

醫生 有一點？感覺像是在對妳說：「純粹當成是算好玩的就好。」通常算命占卜不都是這樣嗎？都是以命運早有安排作為前提去進行，並且視個人的努力為毫無意義。

我 醫生您是覺得我老是在意這種事情很可笑，對吧？

醫生 當然在妳聽到占星師算出來的結果時可能會出現心情起伏，但是我希望妳只要把那些話當成是眾多意見當中的參考資料即可。我可以與妳分享一個經驗，我有一名好友非常喜歡去算命，她是個很有自信的人，其實如果是用易經卜卦，基本上不論去哪一家算，算出來的結果都會大同小異，但是總而言之，她自始至終一直都把算命師說她命格很好的事情掛在嘴邊。後來我有好長一段時間沒有和她聯繫，難得在某天突然又聯絡上了，於是我們閒聊了幾句，聊到後來發現原來她一直都是用錯的生辰八字去算命，因為她的父母記錯了出生時辰，故意告訴她一個良辰吉時來搪塞她，那麼這名好友至今算過數百回，那些算命師所說的「天生是個有福氣的人，出生在非常好的日子」這些內容還有什麼意義呢？不論是去找多麼有名的神仙占卜來算，也從未聽說過有老師對她說：「這應該不是妳的生辰八字。」換言之，這可以視為是「受暗示性」，一旦受暗示性增強，那麼就會更用心傾聽並接納自己所重視的部分。但其實我們還有很多部分可以藉由自身努力去改變，不是嗎？就如同妳透過與自身對話來撫平內心傷痛是一樣的道理，比起透過出生的時間、日期和地點算出來的命運結果，我反而希望妳**可以高度評價自己所做出的嘗試與努力**。

我　那麼關於朋友對我的聰明度評價，又該如何看待呢？

醫生　她說的那番話可能是有其他意思也不一定，畢竟妳們不是感情很要好嗎？很可能只是在跟妳開玩笑。

我　但我認為她是真心覺得我很蠢，我有明確感受到這一點。我真的很久沒這樣自責過了，我只是覺得自己好像是一個很容易受人影響的人，耳根子很軟，所以很自責。比方說，我好討厭自己自從昨天去算完星座占卜以後就突然覺得男友是個狠角色，我一直把他視為是同等的個體，所以輕鬆相待，沒想到他其實是氣勢很強的人，而我卻如此軟弱等……會受到類似這樣的影響。

醫生 我覺得妳已經把做判斷的權力都拱手讓給了那名占星師，其實妳有充分的標準去做判斷，而且妳和男友相處的時間遠比那位占星師來得長，甚至就算沒帶男友去現場算，她也是光憑出生年月日就下判斷的不是嗎？

我 是啊，我和男友相處的時間如此漫長，到底為何要因為光憑生辰八字就斷定一切的人所說的那些片面之詞而深受影響、執迷不悟呢，我真的很氣自己這一點。而且當事人我男友都沒有在在乎了，我又有什麼好糾結……？總之，我原本是完全不信算命占卜的人，不曉得怎麼會突然著迷於星座占卜，然後感覺自己彷彿成了非常不明智的人（已經很不明智）。

醫生 希望妳可以重新想想過去透過自身努力創造出來的那些事情。

我 嗯，不過我不是一直想要變得很強勢嗎？所以我才會老是羨慕我姊，想要擁有像她那樣的命格，自己當老大、當王這種，因為我沒有這種面向，這也是為什麼我會對氣勢比較強的人感興趣的原因。我討厭自己不夠強勢、總是軟弱無力，所以明明不強勢卻硬要故作強勢。

醫生

其實沒有人想當弱者，都想要變得強而有力、堅強完美，但是當我們在採取方法改變自我時，不妨用更具科學性、合理化的方法進行，希望妳可以相信過去自己所擁有的那些經驗。

不斷想要證明自己的那股欲望

有些人會使我自慚形穢，比方說，只會自顧自地說自己想講的話，或者高談闊論自己的故事，然後試圖要打壓我，抑或是言語間透露出一些會對我造成傷害的說詞等（當然，我可能對某人來說也會是這種人，雖然我由衷希望自己不是這種人），每當我遇見這種人時，其實只要生個氣、宣洩一下心中怒火就沒事，但問題在於我同樣會覺得自嘆不如，究竟是為什麼呢？

感覺那種人就是把我當花瓶，不是同等的個體，而是把我當成物件或者比他們下賤的人，他們往往認為自己說的才是正解，既明瞭又簡潔俐落，相比之下，眼前的我則顯得資質低落、充滿不確定性、看不見任何未來吧。難道這是一種被害妄想？

總之，我是個無法忍受只能傾聽不許發言的人，我喜歡說自己的事，也認為沒必要和對我不聞不問的人有往來。只有一方不停訴說，就和看著牆說話沒兩樣，不是嗎？

每當我遇見那些忙於展現自己、不停想要證明自己比別人強的人，就會感到十分厭倦，會被那樣的能量搞得心力交瘁。要是我選擇閉上嘴巴可能還好一些，但偏偏我又是個不服輸的人，所以會不停回嘴，用更刺激、更容易受關注的故事回擊，即使是捏造出來的故事也在所不惜，更何況很多時候現場只有我和對方兩個人。

兩人當中究竟誰會感到更疲倦呢？我吧？應該是我，應該會是我。

所以我已經躺在床上第二天了。

我也覺得自己是個不折不扣的麻煩鬼。

不論是偽善還是真誠，都要完全做自己

醫生 最近過得好嗎？

我 還可以。有發生一件事情，讓我有重新反思的機會。

醫生 什麼事情呢？

我 與其說是事情，不如說是疑問。我在網路上有認識一名編劇姊姊，我們認識已久，卻從未曾實際碰過面，我很欣賞她，前幾天終於第一次相約見面，我們聊得很開心，但其實我每次只要和陌生人見面時，都會端出社交式的那一面來應對，基本上就是會笑臉迎人、親切待人，對方說話時也會盡可能去附和（雖然是只有我心甘情願這麼做時才會附和），那天的我也是不假思索地這麼做，那位編劇姊姊也很親切有禮，不會給人過度親切、客套的感覺，也不會讓人不自在。於是那天我在返家的路上思考了許多，我懷疑自己的客氣是不是被訓練出來的？當然，有時候我對人客氣自己也會有好心情，但其實很多時候見完面回到家會覺得特別疲累，所以那並不是我發自內心想採取的態度（突然對醫生說半語）（編注：半語是用在比自己年紀小或是同輩的人）。雖然也不至於想要待人無禮，但是也不想要為了營造出歡樂氣氛而一直努力陪笑臉，只不過我好像必須得這麼做，在場的其他人才會感到輕鬆自在，所以我都沒有特別深究過這個問題。像有些人在陌生人面前會變得不知所措、頓時語塞，和這種人見面時通常都會由我來主導整個氛圍，但其實我並不想擔任這種角色，每每回到家中以後都會感到疲憊不堪，所以腦中才會浮現這樣的念頭，「難道我的親切是從很久以前就累積習得的嗎？」然後我也想要從今以後做回自己，不用到待人無禮，但是至少在我不想笑的時候可以選擇不笑，不一定要迎合別人。

醫生　妳現在說的這些感受都是在妳回家的路上產生的，對吧？那麼在妳平時待人和藹可親、笑容可掬的時候，也有過這樣的感受嗎？

我　有，同樣有過這樣的感受，暗自覺得「唉，有點累」。

醫生　也許會演到對方期待的程度？

我　對，因為對方不會這樣，不會像我一樣凡事配合他人、看別人臉色。遇見這種人我會心想：「這人還是很做自己嘛！（當然，這很可能只是我個人的片面觀點）但是為什麼我要這麼刻意討好對方呢？」

醫生　妳有覺得那位編劇姊姊很沒禮貌嗎？

我　完全沒有，只有覺得她應該是比較以自我為中心的人，會按照自己的意願採取行動，所以感覺是周遭的人比較會去配合她，而這也是為什麼我會有點難過，或者感覺心裡有點不是滋味的原因所在，因為我比較傾向於配合他人，但其實更喜歡別人來配合我，所以像我在和自認為相處起來最舒服的人，例如：男友、家人、摯友等在一起時，都是他們配合我比較多，只有在陌生人面前我才會處處配合對方（這是我最討厭自己的一面）。

醫生　那麼在這些和妳關係密切的人處處配合妳之前，妳都做了哪些努力呢？

我　我有對這些人坦誠相待，家人可能就純粹因為是家人的關係……啊，您是指我們當初是如何變如此要好的嗎？當然會先配合對方啊。

醫生　一開始應該都會配合對方吧？

我　每個人都是這樣嗎？

醫生　妳不是說妳一開始也都會配合對方，但是對於已經很要好的人就不會再處處配合嗎？我很好奇究竟是在什麼樣的階段會使妳不再配合對方？總不可能在關係逐漸升溫的情況下，某天突然一覺醒來告訴自己：「從今天起再也不要配合某某某了」這樣吧？（大笑）

我　嗯……應該是漸漸會開始表達我的主張，其實我也不太曉得。

醫生　那麼，有人會因為妳開始表達自己的主張而逐漸疏遠妳嗎？

我　其實除了剛剛那位說我頭腦不聰明的朋友，沒有其他人跟我關係好到可以放心展現我的真實面目給對方看，最近甚至根本沒交到什麼新朋友，我的朋友都是認識已久的老朋友了……所以自然而然會一邊了解彼此的同時也一邊配合對方，除了這些老朋友以外，再也沒有人是經歷這些過程以後逐漸變要好的朋友。然後對男友則是只有在初期才會配合他，也就是剛認識彼此的時候。

醫生 我想，不論是誰一開始都是在互相認識的階段，希望妳只要把它當成是自己在努力認識一個人就好。

我 可是為什麼我要做這種努力？（嚴肅）

醫生 任何人都會做這種努力。

我 都會這樣？

醫生 對，只是每個人的努力程度不一。但是像這次這種情形，也許是因為兩人的關係不平等，所以才會讓妳有那種感受，抑或是關係是平等的，卻讓妳感覺到「為什麼只有我一個人在努力配合？」其實人在江湖走，多少都會隱藏一些真面目，藉此展現出是在體貼對方的樣子，只是每個人的隱藏程度不同而已。我希望妳不要把自己一直以來所做的努力視為微不足道的小事，甚至責備自己。

我 把自己想成是受害者或弱者嗎？我是不是一直有這樣的傾向？到底是為

什麼呢？難道又是那該死的自尊感太低導致？

醫生　與其去追究原因，不如想想這樣的社交能力以及親和力，反而很可能是妳的過人之處也不一定，不是嗎？

我　有些人的確有說過很羨慕我這一點，男友也認為我的共感能力很強，所以很羨慕我可以深入理解別人、與他人一同歡笑或哭泣，他說他自己完全做不到，再怎麼想要理解他人的感受也很有限。可我卻認為自己的內在彷彿有著太多的他人，所以感到厭惡。

醫生　沒錯，妳可能的確會因為這一點而感到厭惡，但是看上去有點高冷卻維持禮貌的那位編劇姊姊，說不定會在回家的路上心想：「這位妹妹雖然是第一次見面，卻對我很親切。」不是嗎？更何況，人與人的關係也不可能永遠長存。我想，就如同當初和男友以及老朋友們拉近關係時一樣，一開始妳可能是完全配合對方，第二次見面妳就可以嘗試表達一些自我主張，第三次見面再多添一些自我主張，然後有些人就能和妳變得更加要好，最重要的是，如今妳身邊也有著這樣的朋友，不是嗎？（現

我

在也有嗎?可以發展成關係更緊密的朋友?）當然，要是在人際關係裡的焦慮感持續上升，就會對於隱藏自己的真實面貌、只展現對方想要看到的面貌感到自我懷疑或者自尊感降低，這的確是需要節制的部分沒有錯，但我希望妳只要這樣想即可：「反正我的周遭沒有任何人，這個人也拯救不了我，就算沒有他，我的生活也依舊如初。」

只要這樣輕鬆看待就好嗎？好吧，那我會努力往這個方向去思考的。最後還有一件事要說（真是沒完沒了），在我就讀高中時，不是自尊感很低嗎?所以我經常貶低自己，朋友們也很常對我說：「妳又在貶低自己了！」可是我現在已經很少聽到這句話，這應該表示我有進步吧？我覺得人如果老是貶低自己，久而久之，就會認為其他人也可以任意貶低我，因為已經對此感到麻木，所以我一直覺得有一名朋友非常瞧不起我，她就是之前我向您提過的那名同學，高三時在自習室裡吃飯、吃巧克力時，被說「吃成這樣難怪會胖」的同學。儘管這只是一件很小的事情，在我心中依然留下了難以抹滅的傷痕，還有許多令我難以釋懷的其他瑣事。

但是我從未對她說過我當時有多生氣，因為朋友們都會習慣性地說我很小氣，開不起玩笑，我害怕又會被這樣認為，所以一直沒能告訴她我的真實感受，最終，這份感受不斷累積在心中，最後到達了「嗯，她果然是瞧不起我，我不要再跟她來往了」的極端境界，然後就再也沒和她聯繫。但其實我之前和她是滿要好的朋友，所以感覺她也對於我的態度轉變十分錯愕。

結果就在三個星期前，我的 Instagram 收到了一封她傳來的訊息，她說她一直都很想念我，但是因為缺乏勇氣，所以才會拖到今天，我看著她寫給我的訊息，內心百感交集，勾起了許多過往回憶，於是我把過去思考已久、埋藏於心的事情一五一十地寫了出來，回傳給她，告訴她：「我覺得妳一直都很瞧不起我……」諸如此類的內容。我很害怕要是和她重新碰面，自己就會重回十九歲那年，再次體驗到使我無地自容的感覺，然後又不發一語地看著她的臉色。後來我收到了她的回覆，她表示自己真的完全沒有察覺到有冒犯到我，很感謝我願意對她說這些事情，還向我道歉，希望可以和我當面聊聊。其實等一下我就會去她經營的店裡找她，雖然還是有點害怕。

醫生　真的很了不起。

我　啊？

醫生　我說妳真的很了不起，最終，妳還是有選擇對她全盤托出。

我　這有很了不起嗎？

醫生　當然嘍！妳把那些害怕被人說小氣而多年來埋藏於心的事情統統都說了出來，當然很了不起，妳最需要的就是這麼做。其實當妳說出這些話時，是無法預測對方會有什麼反應的，有可能會得到像這位朋友的正面反應，也有可能會得到「唉呦，什麼嘛，怎麼這麼麻煩又囉嗦」的負面反應，當妳愈去猜想對方會有什麼反應，大部分的人都愈會往負面去想。但是如果極端的去看待這件事，妳等於是傳遞了「我的想法就是如此，等妳看完以後如果難以理解，大可不必再與我聯繫，我不想要再受到任何傷害」這樣的訊息給對方，如果妳小時候是個即使受傷也不知該如何應對的人，那麼現在的妳已經進步到知道要如何應對了，因為不論如何妳已經可以按照自己的意願去表達。

我　對耶，其實我很感謝她向我道歉，回傳訊息給她的時候也有感到鬆口氣，那天我哭了滿久，因為深埋於心的傷痛徹底爆發，透過流淚釋懷了許多，領悟到那並非多大的事情，變得不再討厭對方。不過今天去找她感覺還是會有些尷尬，所以也在思考究竟要用哪種方式面對她。尤其最近還深受訓練有術的親切困擾，所以也在考慮是否要直接走高冷路線，還是用我本來的面貌去面對她……。

醫生　用本來的面貌吧。假如情況允許妳像現在這樣說自己想講的話，那麼就能找回過去那份和她感情要好的記憶與感覺，而那些負面記憶則可透過未來共創的新記憶去覆蓋。

我　好吧，那我會好好和她見面的。

訓練有素的笑臉迎人

我思考了關於自己為什麼會對根本不重要的人過度親切的事情，後來得出的結論是：因為他們隨時都有可能會討厭我，會用雞毛蒜皮小事、片面態度來評斷我或者討厭我。反之，喜愛我的人早已對我有情有義，討厭我的可能性很低，所以我才會對他們比較強勢。

這次諮商最大的感想是，原來我的笑臉迎人是透過長時間習得而成，自幼就被教導要乖聽話，待人則要親切有禮，畢竟不想要被人討厭，也很害怕被同學排擠。

然而，如今在展示完親切以後回到家的日子都會感到心力交瘁，難以擺脫那份疲勞感，我一直沒能從害怕被人討厭或者不受人喜愛的枷鎖中逃脫，未來恐怕亦會是如此，但是我想要變得自由，儘管沒有人喜歡我、罵我、徹底使我隻身一人，我也很想要脫掉這身軀殼。我一點也不想要當一個有禮貌的人，也不想要被人認為我人很好，甚至我根本就不是什麼好人。我只是為了讓自己看起來像個好人，所以才會親切地回覆社群網站上的網友留言，勉為其難地回覆那些私訊（但不至於虛情假意），戴著親切的面具去見陌生人，並適時地做出回應、歡笑，表示能夠感同身受。

接下來只要感到疲累，我就會讓一切暫停，只要力不從心，就會隨時喊卡。我必須做自己，我只是很討厭就連這種事情也要到三十歲才有所領悟的自己，以及凡事都比別人慢半拍的自己。我有著和自我憐憫同等嚴重的自我厭惡，但我仍在嘗試接受「這樣的我依然是我」的事實。

我這人到底有沒有原則？

我原本是一週做三次運動，但是因為狀態愈來愈糟，對外表的壓力也頓時暴增。我和母親一起去探望外婆時，母親一直說我變胖了、要減肥，我實在很討厭她這樣，問她為什麼要老是對我說這些話，她則表示自己真的無所謂，說這些話都是因為看我太辛苦，老是執著於身材，還不如直接激勵我減肥比較乾脆。於是我對她說：「要是我自己提到關於身材的事情妳再說也無妨，但是為什麼要在我隻字未提的情況下老是去提這件事，傷我的心呢？」我和母親大吵了一架，後來還跑去抱著外婆痛哭，不過以外婆的標準來看，她認為我應該要再吃多一點、長胖一點才好看，說我現在太瘦，我告訴她母親要我減肥的事情以後，外婆甚至比我還氣憤難平，「妳媽說得這是什麼話！」揚言要是再減肥，就再也不和我見面。所以我邊哭邊說：「要是每個人的標準都能像外婆這樣就好了。」總而言之，現今社會標準早已和外婆那個年代大相逕庭，這點突然使我感到痛苦難耐，於是我報名了為期三週的減肥營，這不是斷食園，而是有提供住宿和餐點，並且督促妳不停運動的減肥中心。

醫生　這幾天過得如何？有滿足妳的期待嗎？

我　您是指我身上的肉嗎？您覺得我有瘦嗎？還是看不太出來？

醫生　因為妳的臉很小，又身穿冬衣。

我　喔，光是體脂肪我就有瘦掉四公斤左右，醫生，我原本的體重可是有五十七公斤呢！

醫生　這樣算很重嗎？

我　算滿重的喔！因為我的身高只有一百六十一公分。我後來有再延長一週，所以總共在那裡待了三週。

醫生　是因為效果很好所以延長嗎？

我　主要是因為我很喜歡那裡的環境，畢竟我也過了好幾個月漫無目的的生活，剛好也沒什麼行程，其實我是只要有人督促我，就很容易跟從的那種人，但是這幾個月以來都沒有這樣的對象，一直很想要妥善運用時間，卻總是難以落實，但是在那裡是從早上八點到晚上七點都有安排好的固定行程，所以覺得很不錯。

醫生 再加上那些行程又都是為了雕塑妳的身材。

我 沒錯，一天要運動五～六小時，真的很累。參加減肥營時真的非常辛苦，但還算能忍受，我比較無法忍受無聊。剛開始第一週有覺得很痛苦，但是到了第二週就覺得很不錯，所以又延長了一週，我還有考慮要不要乾脆在那裡待滿一個月，但是最後評估應該很難撐到一個月，所以只有多加一週，但是當我待到第三週的時候又覺得「唉，早知道就待一個月的」，要是一開始就報名一個月，應該也能拿到更好的價格優惠。

總之，在那裡待到第十四天星期六的時候，我去喝了一場喜酒，再來醫院這裡領藥，然後返家。我原以為自己會很開心終於可以回家，但我發現自己其實很討厭回到那個家，因為會害怕又回到從前那樣既無聊又痛苦的時期，儘管那是我心愛的小窩，卻會勾起過去那些黯淡無光的記憶。而且雖然我非常喜歡小狗，但是喜歡牠和養牠又是兩回事，因為會同時體驗到愛與痛苦。其實自從養了三隻狗以後，我的時間大部分都用在照顧牠們身上（我不在家的這段期間是把牠們送去老家代為照顧），所以當我一想到接下來我的自由時間又要減半的時候，突然感到眼前一片漆黑。雖然和牠們分開時會非常想念牠們，但也不可否認的確輕鬆很多，就好比媽媽們可以短暫獨自出門放風時所感受到的那種喜悅，不過當時正逢生理期前一週，所以心情可能或多或少也會比較低潮。

醫生 妳從減肥營出來時，都沒有準備好回家後要如何重新過生活嗎？

我 當然有想過。我在減肥營裡待到第二週的時候狀態不是很好，流了好多眼淚，運動時都好好的，休息時間前三十分鐘也很快樂，但是到後來又突然覺得很空虛，所以有哭過，待到第三週時還迎來了生理期，也許是已經習慣那裡的生活了，所以沒有特別感到不適。再加上我很喜歡一個人獨處，所以我每次做完運動以後就會回宿舍房間休息，吃完飯後也會回房休息，我很喜歡這樣的生活。喔對！我還在那裡認識了一名和我同期加入減肥營的朋友，她才二十歲，我們很要好，慶幸自己遇見了很不錯的人。

醫生 聽起來妳在那裡過得很不錯，太好了。我看妳把臉轉向側面時有明顯變瘦。

我 是嗎？有瘦一些，對吧？而且我發現在減肥營裡面鮮少有我這個年紀到四十歲左右的人，也就是上班族那群人，裡面大多是時間比較寬裕的大學生或待業人士，不然就是孩子都已經長大的四十幾歲中年婦女，這點看在我眼裡不禁有些難過，因為其實上班族根本沒辦法來參加這種減肥營，在家負責顧小孩的人也是。每天都會因工作而倍感壓力，所以老是藉由吃來紓壓，明知自己該運動，卻又缺乏時間去執行，因為還得忙工作，等於形成了一種惡性循環，包括我自己也會是如此。我覺得自己現在可以體驗這種活動本身就已經是非常幸運的事情。

總而言之，待在減肥營裡的生活很不錯，回到家以後因為實在太害怕自己又會回到從前的日子，於是我為自己每天安排了滿滿的行程，從星期五就一直沒停過，一大早就去健身房報名了私人教練課程，然後去了一趟銀行，再去醫院接受門診治療等，但可能是我把自己搞得太操勞，前天完全體力透支，全身無力，導致所有行程只能全數取消。

醫生 事情多固然好，但希望妳還是可以預留一些空檔在行程之間。

我 好的。然後我最近有重新開始研究女性主義，讀一些資料和書籍。

醫生 為什麼會突然決定重新開始讀書呢？

我 我在參加減肥營的時候沒讀什麼書，反而為了專注運動而遠離書籍。不過我欣賞的那位編劇姊姊這次正在製作一部短片，我有為她加油打氣，也有提供支援，聽說她最近開始使用Twitter，所以我就去她的Twitter逛了一下，在我看來，她的Twitter世界有點強勢、激烈的感覺，也有滿多極端性的發言。我從她的Twitter中（包括轉推的貼文）彷彿看見了我過去的身影，如果一個人同時存有多種面貌，自然而然會有某些地方是不完美的，或多或少都會有些失誤，但是有些失誤會使人成為眾矢之的，集體朝同一個人攻擊，彷彿自己是聖人從未犯過失誤般不停謾罵，舉例來說，女性主義又有分：自由女性主義和基進女性主義，認為何者比較重要都是根據個人選擇，但是我們不應該去責罵或者冷落跟自己站在不同立場的另一方才對，而我卻經常感受到社會上有太多這種人，彷彿一切都能像切蘿蔔那樣精準劃分。

醫生　等於是排除掉多元性，也不懂得尊重他人，對吧？

我　對，我知道不論是哪一方，為自己的信念堅守奮鬥都是很了不起的事情，怎麼可能去嘲笑這樣的作為，但是我對於兩種極端式的對立感到不解，我自己也因為心思混亂所以瘋狂地在查找資料，我想要找到準確的主觀，但是當我在思考束腹馬甲的問題時，不禁心想：「我到底為什麼要減肥、化妝？難道這些行為真的都只是為了討好男人？為了展示自己？」但我發現其實不只這些原因，在我看來，是整個社會文化本身出了問題；舉例來說，男人在權力、財力上賦予價值，女人則是在外表上賦予價值，雖然不曉得這樣的文化究竟是誰一手打造出來的，凡事都以異性戀為前提的社會氣氛導向也是令我不解。總之，我從小就一直切身體會到長得美、身材好的人更容易受到肯定、引人矚目、被認為更具有價值，所以我反而在全部都是女生的圈子裡更戰戰兢兢，競爭心也更強，與此同時我也很討厭這樣的自己。

醫生 妳會對於這樣的自己感到厭惡不已嗎？

我 會，非常厭惡，甚至在這次參加減肥營的時候，正當我準備離開宿舍時，看見許多身材姣好、長相完美的女生加入，瞬間點燃了我的鬥志，「喔？難道我長得比她醜？那個人是不是比我還要瘦？」然後我還默默觀察她們運動的樣子，但是看著看著，突然意識到這樣的自己好討人厭，儘管那些人比我苗條、比我胖，又關我什麼事？我對於想要見證她們比我胖才會感到心安的自己覺得十分可恥，還一直不停確認她們的長相漂不漂亮，明明對其他人都沒這麼感興趣，甚至還帶著眼鏡自顧自地運動，那麼不就等於是我下意識地認為其他人不如我嗎？也就是根本沒把其他人當對手，但我算老幾，到底憑什麼，實在很討厭自己會有如此不可取的思維。

所以我開始思考，為什麼我要打扮自己，為什麼我會想要和其他女性攀比，這些比較最終難道也是為了得到男性的認可？當我想要尋找問題根源時，發現是個無底洞，假如我真的是父權制度下的產物暨受害者，不能因為那是一道牢不可破、難以翻躍的高牆，就表示我有問題，不是嗎？我就只是個軟弱的人而已。所以我不斷地思考，難道我的本事就只有到順應這樣的文化而已嗎？還是我也要參加「掙脫束衣」運動？我不曉得到底有什麼事情能使我感到幸福。

醫生，我知道這樣想很極端，但請容許我再講一件事，我現在有減掉一些肉，所以坐著的時候腹部比較不會擠出贅肉，身體也比以往輕盈許多，我打算持續運動，因為不想再看見暴飲暴食、搞壞身體的自己，我喜歡看起來健康有活力，也想要真正變健康。

然後每當我把自己裝扮得漂漂亮亮時，其實只要對自己感到滿足、愉快即可，我卻會在全身從頭到腳精心打扮過之後（從化妝、髮型到服飾穿搭），產生「我到底變多漂亮」的念頭。當我素顏沒化妝的時候，我會覺得自己很醜，所以就算出門也不會特別去想外表的事情，直接避開路人的視線，走我的路，但是每次只要有精心打扮過再出門的話，就會特別在意路上比我長得更漂亮、身材更好的女生，等於是在拿自己和她們相比，一點也不幸福。還是我根本不需要去在意身材問題，乾脆剪超級短髮、不化妝出門，會不會使我更輕鬆自在呢？

醫生 會嗎？

我 唉，到底為什麼會突然像這樣淚流不止呢？醫生，我覺得自己真的很討厭，也很混亂。有人會像我一樣煩惱這種事情嗎？（又開始在意別人）

醫生（醫生沒回答）每個人天生長得不一樣，就算是男生也有分愛打扮與不愛打扮兩種，有些男生甚至還會化妝，超級用心打扮自己。

我 但是這個社會更要求女性應該要化妝才能出門，不是嗎？彷彿已經成了約定俗成的潛規則，而不再是個人選擇。

醫生 與其說是要求，不如看成是一種相互競爭的體系。

我 所以我才會很好奇到底為何會產生這樣的體系嘛！（根本是在質問醫生）

醫生 雖然也可以歸咎於受父權制度的影響，但其實關於女性打扮這件事已經在現今社會獲得認可，過去在歐洲國家是將男性打扮自己視為理所當然之事，但是如今要是男性過度裝扮自己，有時也會被世人用相對負面的眼光來看待，雖然這樣的歧視或偏見有愈來愈改善，但是隨著時間流逝，都會不停改變。

難道就不能用簡單一點的方式順其自然地看待這件事嗎？一定要把化妝、留長髮、減肥、整形等，以這種命題式的方式來探討？更何況以前那個年代是即使妳有千百個不願意，也只能聽從公司規定留長髮，但是如今各大企業都不再規範女性的頭髮長度，愛剪多短都可以。感覺現在這個社會是習慣把問題統統推到「厭惡」去。

我 我有看到很小的小朋友竟然已經開始在厭惡自己的身體，因為就連我自己都是在高中時期就有這種感受，更何況是現在的孩子，應該比我那個年代更嚴重吧？

還記得就讀高三的時候，班上就有同學會天天帶妝上學，要是某天突然沒化妝，周遭同學就會開始對她品頭論足，然後我就會覺得其他女同學一定也會針對我素顏上學這件事竊竊私語，所以我對自己的素顏感到羞恥，也變得厭惡自己的長相和身體。我也是花了好長一段時間才克服這方面的心理障礙，變得有辦法素顏出門，所以這樣的化妝真的會是出自於我個人的意願嗎？

醫生 如果從不化妝的角度來看的確是如此，但是如果回想妳這輩子第一次化妝的時候，當時應該還是基於滿足自己而化的吧？

我 因為化了妝以後顯得更漂亮嗎？

醫生 對啊，說不定有些事情也是自然而然發生的，但是如果要把這些事情統統都貼上標籤然後開始責備，我想應該會沒完沒了喔！所以當我聽聞妳要重新讀書讓自己的主觀思想更明確時，有覺得也許妳選擇了一條可想而知會使自己痛苦不堪的道路，就算妳釐清、理解了一切，應該也很難將自己的思緒進行整理，說不定還會更搖擺不定。

我 那我該怎麼辦呢？

醫生 適度地閱讀就好，不需要太執著在這個議題，畢竟現在有更多其他重要的事情，不是嗎？現在的妳，一直在把所有行為都視為是罪惡。

我 對，我覺得自己膽小如鼠、缺乏勇氣。

醫生 也許妳該追究的不是男性或女性的問題，而是純粹為了讓自己看起來更漂亮所以化妝，但是假如看見化了妝以後的自己感到不是很開心，心想：「我現在到底在幹麼」的話，豈不等於妳是在用那個行為對自己進行二度傷害嗎？

我 是呢，我為什麼會如此容易受影響呢？醫生，我是不是很沒原則？我也有問過我男友，但他說我的問題在於太有原則，我實在搞不清楚自己。

醫生 我有說過兩端是相連的吧？我覺得妳現在就是因為自己缺乏某些部分，所以老是在創造那些部分，比方說，尋找一個群體讓自己可以隸屬，「我是女性主義！」類似這樣。要不要乾脆暫時忘掉女性主義？妳的心理應該會輕鬆許多。

我　真的嗎？我不曉得。總之，藥物的部分該如何是好？

醫生　要不要加一點妳之前吃了以後會靜坐不能（來回走動）的藥？

我　不要。

醫生　我只會幫妳加極少量，要是吃了以後又有反應，就自行拿掉。

我　好吧，那是什麼顏色的藥呢？

醫生　薄荷綠，半顆，非常少量。我覺得我們可以朝逐漸減少藥物用量的方向邁進了（難得聽到的好消息），因為我看妳狀態都還算不錯。

我　真的嗎？太好了，的確狀態不差，我會繼續認真培養身心耐力，感覺憂鬱感也減低不少，看來要認真運動了。

醫生　好的，祝妳週末愉快！

理所當然的事情經常會被我們遺忘

我為了培養自己的身心，一直不停地努力，但真的好累，況且我還只是個旁觀者，不是直接受害者，就已經如此難以承受、痛苦不堪，如今的我，正在切身體會著過去擁有的極端思維多麼像一隻怪物，我會瞧不起和我意見相左的人，也會因為一些小失誤、小缺點，或者小誤會而將對方全盤否定，如此狂妄傲慢的過往。僵硬固執的思維使我以及我周遭的每個人都很痛苦，雖然現在亦是如此，但我也有在逐漸改善當中。

彷彿我從未有過失誤般，嘲諷他人、貶低他人，並且把自己的想法視為亙古不變的真理，我很害怕如此高傲的自己。

總之，做人要快速承認、短暫反省、即刻實踐，所以沒有什麼事情是絕對的。我不能把自己的想法強加在別人身上，理所當然的事情反而經常被我們遺忘。

彈性思維和短暫休息的勇氣

我 醫生，您好。

醫生 上週幫妳加的藥吃了以後感覺怎樣？會不舒服嗎？

我 會，所以後來吃藥的時候我都有把它拿掉，只有吃一次而已，吃了以後心跳會跳很快，隔天拿掉它吃藥就沒事了。明明只是很少的劑量，怎麼能起這麼大的反應，可能是我的身體不適合吃那顆藥，到底是什麼藥呢？

醫生 是一種有助於調節多巴胺和血清素的藥丸，基本上妳現在服用的藥也都是有助於多巴胺和血清素分泌的，雖然有點難以解釋，但總之，原本是一起服用的話能夠達到相輔相成的效果，沒想到在妳體內會如此排斥，妳把那顆藥挑出來是對的。那妳有做運動嗎？

我 當然有嘍！因為上次諮商時您有叫我要用「至少不要放棄運動」的心態來維持，所以我每天都有運動，一天都沒少。

醫生 不過距離上次諮商也才相隔三天，不是嗎？（何必算得這麼清楚）

我 對。

醫生 一週會休息一天嗎？

我 會，因為健身房會有公休日，而且我第一次接受個人訓練時真的差點沒死掉，那是我做過的所有運動當中最痛苦的一次。那天教練有幫我分析我的身體，專門針對比較弱的部位進行強化運動。我很會做深蹲，但是臀部肌肉和大腿後肌部位太弱，所以在做教練安排的動作時簡直快死掉，教練還一直在旁邊鼓勵我一定能做到，我內心實在很想K他一拳。那天做完運動以後雙腿會不自覺地顫抖，感覺真的有運動到對的部位。就在我心想「真的不行了」的時候，教練也剛好喊停，叫我先休息一下。

醫生 希望這位教練是個不錯的人。還有沒有其他事情呢？

我 其他事情？嗯……上次不是有向您提到女性主義的事嗎？我後來有再仔

細思考過這個問題，我覺得自己好像把女性主義當成了某種宗教來看待，其實遵從女性主義思想、將其視為重要價值是無所謂的，不是嗎？就如同基督徒相信上帝的存在，所以會對不信耶穌的民眾感到惋惜，對吧？所以我也是看到不懂女性主義的人會覺得對方有點可憐，甚至想過要是自己沒有接觸到女性主義，是否就能活得輕鬆一些（實在是很傲慢的想法）。不過後來我有發現這是非常危險的想法，幸好我是很容易馬上承認的人，我發現自己原來是把女性主義當成某種宗教般在盲信。儘管如此，現在的我還是認為女性主義非常重要，但是我知道這種事情不能強迫別人也一定要認同，當然，我也從來沒有這麼做過。每個人都有各自的人生，豐富多彩，不能因為對方不懂女性主義，就認定對方是可憐之人，這是狂妄自大又錯誤的思考模式，當我領悟到這一點時，內心有變得舒坦許多。

去年您不是有說過，感覺儘管我很喜歡某位小說家，也會因為看見某個部分不甚完美而不再仰慕對方，實際上我當時也確實是如此，但是如今我有再次體會到那樣的思維有多危險，我看著只憑一小部分就全盤否定掉對方的自己，切身感受到那是多麼可怕的事情，也很慶幸現在的我已經比當時好很多。

醫生 那妳還會繼續研究女性主義嗎？

我 自從上次過後我就再也沒去讀女性主義的書了，感覺自己還是需要短暫休息一下。

醫生 比起再也不讀，短暫休息一下的感覺更不錯。其實光憑對方的一部分就徹底否定掉對方，這樣的情形層出不窮。有一位名人偶爾會來我們這裡接受諮商，與其說他是名人，不如說他是曾經在網路上因為一件事情而紅極一時的人，後來就是因為一小部分的失誤而遭網友全盤否定，成了素未謀面的人群起譏諷對象，更何況他還有點上了年紀。

其實我也有和妳類似的地方，比方說，假如我在網路上讀到某人寫的一段關於這位名人的內容，我會暗自猜想：「嗯，這個人可能屬於某種性格，應該會有著這樣的想法……」但其實要是他本人沒有坐在我面前告訴我關於那起事件的來龍去脈，我根本也猜不到對方竟然經歷過這種遭遇（這不是理所當然的事情嗎？）。

我 猜不到對方竟然經歷過這種遭遇是什麼意思？

醫生 就是完全沒料到對方會在網路上有過這段辛酸血淚史。

我 喔，當然都不會顯現出來。

醫生 總之，最後還是有順利解決。我們在網路世界裡看不見彼此的面孔、隔著螢幕、也不願意用心傾聽對方說話，所以往往會看不見一個人的多元面貌，我覺得這是一件非常危險的事情。

我 對，我也是發現自己原來會經是這種人，好險我是在領悟到這項事實以後才接觸到女性主義，所以才不會有「你不懂女性主義所以你是錯的，我才是對的」這種念頭。我雖然是女性主義者，但我沒有對他人造成任何不便，至少這點是幸運的。

醫生 我們不妨來想想當初的起始點，如何？也就是自己當初為什麼會開始關注女性主義，我覺得妳應該是因為關心社會弱勢團體的關係。

我　對，沒錯。

醫生　關心弱勢團體固然立意良善，但我會希望妳不妨關注一下自己的軟弱面，或者多投資一些自己可以樂在其中的事情。

我　所以我會持續運動，也打算去報名實用音樂補習班，因為我想要嘗試唱歌，純粹基於我個人的興趣，那間學院就在健身房隔壁，所以很方便，應該會從下星期開始學習，您覺得如何？是不是很不錯？

醫生　嗯，我之前也有聽說過，去上這種補習班歌唱實力會日益精進。

我　是吼？而且雖然您一開始有勸我最好別參加，但自始至終我還是認為去參加減肥營是一項無悔的決定，除此之外，包括離職也是，雖然您苦口婆心希望我再緩緩，但我認為那也是我此生做過最棒的決定。所以這樣看來，儘管我成天嚷嚷著自己優柔寡斷、舉棋不定，可是在做最終決定的時候，好像都還是有按照自己的心意去做。

醫生　是啊，沒有錯。

我　參加完減肥營以後最大的好處是可以重拾規律生活，所以煩躁感也降低許多，而且還使我產生這樣的念頭——「我希望自己不要因為怕麻煩而什麼事都不做、停滯不前。」雖然有些事情可能真的會因為怕麻煩而不去做，但是我想要試著去抑止這樣的念頭，所以現在的日子過得有點忙碌，每天都在把過去積欠已久的事情逐一完成，但也不是什麼大事，只是一些類似要去銀行處理事情的日常瑣事。

醫生

妳會想要培養對某件事情持之以恆的習慣，我認為是非常好的現象，因為通常當我們感到憂鬱時，都會想要待在家裡足不出戶，心情也會感到低落、無力，想要減少與人碰面的機會，徹底與世界隔離，但其實這種時候可以透過去做一些平時既有的習慣來幫助自己擺脫憂鬱，而且很多人會說自己是因為憂鬱所以才會有這些舉動（想要保持低調、隱藏自己），但其實也很有可能是因為一直有這樣的舉動，導致心情變得更加憂鬱。所以假如不斷嘗試去做一些血清素分泌旺盛時（狀態良好時）的行為，記得當時的自己並且努力讓自己回到原本的狀態，那麼過好日子的可能性說不定會更高一點，不是嗎？

我　對，而且我最近根本沒空憂鬱，感覺自己有逐漸控制住那份憂鬱，雖然在調整情緒方面還是不甚滿意，情緒起伏依然會有點大，也比較敏感，但是至少憂鬱感和無力感有消除許多。以前的我每次只要一感到無力或憂鬱，就會躲進被窩裡不出來，但是現在已經不會這麼做了；尤其當我放下每一天都必須過得無比充實的強迫觀念以後，心裡變得舒服自在許多。不過我還真的滿忙的，因為去運動一趟回來需要將近三小時，然後我現在有在吃減肥餐，一天大約攝取一千至一千兩百大卡，不曉得是不是因為碳水化合物攝取太少，老是覺得沒什麼力氣。

醫生　看來只能等星期天了。

我　對，每個星期天都能像平常一樣正常吃飯，身體明顯比較有精神。

醫生　妳也可以設定一些小目標，達成時就給自己一點獎勵。

我　我發現自從參加完減肥營沒有再進行激烈的運動及飲食控制以後，一週頂多只會瘦〇．一公斤左右，所以我有下定決心勢必得要更努力才行。不過就算再怎麼運動，也要隔一段時間才會明顯看見身材有所改變，不是嗎？至少現在能夠穿得下原本塞不進去的牛仔褲了。喔對，還有一件事情要告訴您，我打算開始吃素。

醫生　（放聲大笑）為什麼呢？

我　是不是很莫名？其實我一直都有打算吃素，只是都沒能付出執行。我們很容易做到忽視，只要假裝沒看見、以個人方便為主即可，但是因為我有養狗，所以每次只要主張養狗人士不應該吃狗肉，就一定會出現質疑聲浪，質問我那為什麼就可以吃豬或牛，所以我都會說，不只是狗肉不能吃，也不是所有肉類都不要吃，而是當今工廠式飼養與屠宰很有問題，希望這樣的養殖模式可以徹底消失，但是我不禁思考，既然知道這樣的模式很有問題，卻還是一直在食用豬肉、牛肉，這麼做究竟是對的嗎？而且我也有上網找到那些殘不忍睹的飼養與屠宰影片。您為什麼要笑呢？

醫生　但是影片這種東西也會根據拍攝者是誰，以及剪輯方向的不同，而產出不同結果，不是嗎？

我

我明白您說的意思，但不論如何工廠式飼養與屠宰，依舊是實際存在的真實問題，我也有閱讀過肉食主義者的文章，因為總覺得還是得看看相反意見會比較客觀，不過又讓我產生了這樣的想法，我並非主張吃肉就絕對不好、唯有吃素才好，但是自從有了工廠式飼養與屠宰的大量生產模式以後，便開始產生許多慘無人道的事情，這是不可否認的事實。我看雞蛋上還會標示數字，據說如果尾數顯示一號，就表示是放山雞下的蛋，數字若為四號，則是生長在Ａ４紙張大小籠子裡、行動嚴重受限的飼料雞所下的蛋。

除此之外，我也很好奇領有動物福利（Animal Welfare）認證的動物在被屠宰時，是否有使用人道屠宰的方式將痛苦降到最低，實際上妳只要思考過工廠式大規模量產的肉類吃下肚以後，是否會對身體健康有幫助，就會變得不太想要吃這種食物，而且只要一想到因為自己選擇吃肉而害得一條無辜生命要承受極可怕的痛苦死去，就會使我不寒而慄。我是那麼重視社會弱勢團體的人，為什麼卻要對這群動物的遭遇選擇視而不見，所以我決定要來挑戰看看改吃素。

醫生 很好啊，這是個人選擇，我只希望妳可以循序漸進式地改變飲食習慣，分階段慢慢嘗試，不要操之過急。

我 好，雖然以現在來說應該短期內是不會吃肉了，但我會按照您的建議去做的。不過，剛才我在說素食的時候為什麼您要笑呢？給我的感覺不是很好。

醫生 不不，因為我們的談話截至剛才為止從來都沒有出現過任何與素食有關的話題，妳卻突然迸出了一句：「我要吃素。」而且還很像在宣布一項結論，所以我才會忍不住笑出來，感覺不像是經過一番長時間的深思熟慮以後決定朝素食方向邁進，比較像是在宣示「從今以後，我要成為素食主義者！」這樣的感覺。

我 聽您這麼一說，好像的確如此。而且我好希望要是有人生指南該有多好。

醫生 噢，我反而希望沒有這種指南。

我　真的嗎？您是說希望我沒有這種指南嗎？

醫生　對啊。

我　唉，真不曉得自己為什麼每天都在自我檢討反省，彷彿自己真的很差勁，所以每天都需要有所改進一樣。我男友說他都不會這樣。

醫生　可是這樣的話，妳就能一天比一天進步啊。

我　是嗎？我男友都不太會反省自我，而且每次看他都會覺得他其實是一個以自我為中心的人。

醫生　（……）但是妳也有在影響他，不是嗎？

我　我覺得反而是我受他的影響比較多。

醫生　嗯，情侶間本來就會互相影響，而且也很可能發現別人不知道的一面。總之，不要一次給自己太多課題。

我　好，我知道了。在您看來我的狀態有逐漸好轉嗎？

醫生　我認為有喔！

我　我也這樣認為，但還是免不了老是會覺得自己好愚蠢。

醫生 就算我對妳說妳不愚蠢，妳也不會相信不是嗎？（醫生很了解我）像這件事情也是，當妳產生某種念頭時，希望妳可以不要直接導向結論，就好比發生了某件事，卻直接把自己定論成「我真是愚蠢！」一樣。

我 我懂了，會記住的。喔！還有一個情況好轉的部分是，像以前我會心想：「嗯，對於今天的自己還算滿意。」可是最近的我會心想：「唉，有點討厭今天的自己。」會這樣想就表示我對平常的自己一直都很滿意，對吧？我認為自己在這部分進步滿多。

醫生 當然。

尋找適合自己的人生指南

誠如我對醫生所言，以前的我總是會想：「嗯，今天感覺還算活得下去」「對於今天的我還算滿意」諸如此類的念頭，但是最近已經變得會心想：「今天好累，有點討厭今天的自己。」原本被制約的想法竟然會逆向思考了。除此之外，我也變得閒不下來，不曉得是不是受減肥營的影響，厭煩感消失許多，不，正確來說應該是不想再讓厭煩感成為我的行為動機，所以正在把拖延已久的事情一一處理掉，可能也是因為這樣的關係，比較沒有剩餘時間讓我感到憂鬱。我不再做惡夢，雖然還是會說夢話，但不記得自己說了些什麼。當我煩惱著某件事情時，我不再鑽牛角尖，而是停留在思考的過程，覺得自己的思考模式有變得比以往游刃有餘。我努力讓自己改掉單憑一小部分就去判斷整體的習慣，想辦法實際去感受並承認。但是很容易受人影響這一點依舊令我感到堪憂，畢竟情感的兩端是相連的，當我遇見某種會使我內心動搖的事情時，我會傾向於以感性的方式盲信，而不是用理性知識的方式接近，所以總是會讓最親近的人感到焦慮不安。雖然憂鬱感有被控制住，但是情感上依舊會大起大落，所以會極度敏感，然後再嚎啕大哭，想要懶洋洋地趴在床上，反覆不定。經歷完這樣的情緒起伏以後，會產生「活著真累」的想法，每次只要氣喘如牛地爬著階梯，中間就會因為過於疲累而選擇退出。我想要繼續試著了解自己，並找到適合我的人生指南。

盡量去看自己光鮮亮麗的部分

我　醫生，您好。

醫生　妳好，這些日子過得好嗎？

我　其實我已經沒什麼事情想找您談了。

醫生　那很好啊。

我　嗯，我已經可以明確看見自己憂鬱的原因，沒來由的憂鬱已經不復存在，雖然現在也有一點鬱卒，但我記得您有說過叫我要練習具體描述情感，所以我有照做。我試著思考了一下今天會感到些微憂鬱的理由，我發現自己有遵守一週運動三次的約定，但是因為飲食沒有控制好，老是感到飢餓，所以我認為現在的憂鬱主要是來自無止境的飢餓感以及原稿截止日即將到來的壓力。而且最近我睡眠充足，睡眠品質卻不佳，夜裡老是會說夢話驚醒，所以我有嘗試錄音，發現自己是在對朋友提出建議，一半說得很清楚，一半說得含糊不清，而且從睡夢中醒來時，會不記得自己都說了些什麼，總之，不論白天還是夜晚都睡了好多。

醫生 我看最近的食慾研究有顯示，光是有充足的睡眠就能夠提升食慾。

我 真的嗎？所以睡愈多食慾愈好嘍？本來不是說睡眠不足的話容易發胖嗎？

醫生 不，那是指睡眠品質不好時才會。隨著快速動眼期愈長，抑制食慾的荷爾蒙就愈會失去平衡，導致食慾提升，更何況以妳目前的情況來看，的確比較難感受到滿足感，一方面是不能隨心所欲地吃，另一方面原稿截止日也迫在眉睫，等於帶給妳壓力的事情比帶給妳快樂的來源多，所以情緒上自然會感到空虛，進而產生「至少滿足口腹之慾」的渴望。

我 原來如此，我最近發現原本穿起來剛好合身的牛仔褲也變緊了。

醫生 這麼快？才沒幾天的時間。（內心受傷）

我 對，食量大的時候很明顯。而且其實不論吃什麼，都很容易消化完，真的！所以這點也讓我覺得很困擾。總之，這些事情都是今天令我鬱悶的理由。現在我終於知道了，大部分都是因為減肥害的，因為當我瘦身有成、好好運動、可以輕鬆控制飲食時，並沒有感到如此憂鬱。

醫生　因為妳當時的目標只有減肥，甚至還有去參加減肥營，但是現在的情況不允許妳像當時那樣過生活。與其說減肥是使妳感到憂鬱的唯一原因，我會建議妳思考一下長期的生活規畫，睡眠可能需要靠藥物來調整一下，畢竟妳說睡夢中還會與人對話。

我　好。我有盡可能去想自己究竟可以與您分享什麼事情，於是我想到了這件事，不久前有一名認識的人公開了自己的過去，那是一段非常黑暗的過去，雖然我沒辦法告訴您確切實情，但是以我的標準來看是非常大的事件，我知道這種事情比比皆是，我身邊也不乏這種人，但是當我親自聽聞這件事情時，還是會覺得很痛苦。當然，不是每一個問題都一定要找出理由，但是我變得可以完全理解這個人為什麼會一直承受著精神上的痛苦。我沒有這種可怕的過去，即使從小家境困苦，也有遭受嚴重的家暴，甚至長年飽受姊姊的精神虐待、與她有著錯誤的依賴關係，但是現在至少有克服許多，和家人也相處融洽，不過這也使我不禁心想：「為什麼我沒有像那個人一樣有著過分戲劇化的過去，卻仍罹患憂鬱？為什麼我會感到憂鬱？」雖然這種念頭已經與您分享過許多次，您可能也聽到煩了，但是我依然會想，儘管自己沒有遇到什麼重大事件，為什麼內心裡的陰影或憂鬱還是不會消失不見、對我影響甚鉅？

醫生

如果妳一直追究憂鬱症的成因或解答，自然就會回想起極端的理由或事件，而且如果有慘痛難忘的經驗，自然也就難以維持健康的身心狀態，不過有些人還是可以鼓起勇氣徹底克服。同樣的道理，如今再來回想妳過去的遭遇，可能會覺得沒那麼極端，或者沒什麼大不了，但是在那當時、那個年紀，對妳來說很可能足以構成極大威脅。比方說，當妳看見父親毆打母親時，除了內心感到恐懼外，一定也會有各種想法盤據心頭，可能也會從束手無策的自己身上習得無力，甚至基於不能惹怒家人的想法導致過度壓抑自己的欲望，然後那些未能表現出來的情感，又將自己拉往無止境的深淵也不一定。

我 所以我才會老是看別人的臉色嗎？

醫生 有可能，包括姊姊的存在也很可能使妳變成這樣。

我 其實無論如何都要找出個理由，會不會也有點像是強迫症發作呢？該怎麼說才好，打個比方，肚子餓是沒理由的，不是嗎？當我們感到憂鬱時，是不是只要好好接受這樣的情感就好呢？最近的我偶爾會默默接受憂鬱感來臨，但是自從接觸到這種令人心痛的事件以後，又使我開始思考「妳到底有什麼好憂鬱？」的問題。而且我也很好奇自己為什麼會對近親性侵的議題特別敏感。

醫生 **每個人對於事件的感覺與受打擊的程度都不一**致，就好比對於我們來說是非常不可思議的事情，在某些國家或社會裡，反而會認為只是芝麻小事。整體社會氛圍或文化背景，以及能否被人談論等，都會影響個人看待那件事情的感受。與其說妳對這項議題特別敏感，不如說是因為妳特別關注弱者、關注女性，包括對小狗們也會有類似的感受，不是嗎？

我　也是。我這次在閱讀書籍時，發現了一段滿有意思的文章，那是達琳．蘭徹爾（Darlene Lancer）的著作《關係中毒》（*Conquering Shame and Codependency*），作者在書中提到：「雖然這樣的說法聽起來有些奇怪，但是愈沒有從外在尋求某些事物的人，反而得到愈多。這是一套我們不熟悉的方法，但是自尊感與自負心就是從這樣的『放下』中生成。」當我讀到這段文字時，我有想過自己也總是從外在尋求獲得某些事物，一直渴望能得到知識、愛情，有時甚至包括自尊感，但其實這樣的渴望都來自於認為自己不夠好，老是想要自我改進、獲得更好的結果，所以會把自己搞得很累。還是說，接納原本不盡完美的自己，會比較好嗎？

醫生　不，應該是**不要用負面的眼光看待自己才對**，妳總是會在內心裡創造一個理想化的標準（完美的自己），然後再用那樣的標準去衡量自己，甚至有強迫觀念認為自己一定要去達到那樣的標準才行，我認為妳需要的是**放下「我不夠好」的**觀念，練習多看自己的長處而非短處。

我　喔，我明白了。舉例來說，我都會找一個在我看來自尊感很高的人作為標準，將對方視為正解，然後想要模仿或者效法對方，類似這種情形對吧？用很極端的方式。

醫生　對，妳比較有這樣的傾向。

我　那我知道您的意思了。不過，我認為現在的我也已經懂得看自己的長處了，當然，還是會更專注在短處上，但是以前的我是完全看不見自己的優點，甚至從未將視線轉移至自身優點過。至少現在我可以看見優點了，偶爾也會去體會、享受我的優點。

醫生　沒錯，在我看來也是如此。

我　所以我的情況有逐漸好轉，對吧？

醫生　對，在我看來是有好轉的，相信再過一陣子，即使妳發現自己又有什麼缺點，也會有能力告訴自己：「可是我還有這些優點。」

我　（感動）非常感謝。我還有一件事情要說（不是說沒有話要講嗎，結果講這麼多）我有很嚴重的強迫觀念認為自己絕對不可以變得驕傲自大，小時候我有因為太驕傲而遭同學排擠的經驗。當時，不知不覺間就成了班上的核心人物，同學們也都很願意追隨我，所以使我產生錯覺，彷彿自己是老大一樣想要為所欲為，那段時期簡直就是個瘋子。雖然這是一段不堪回首的往事，但我認為也是幸運的，有鑑於此，才能讓我及早清醒，警惕自己不可以恃寵而驕，而且其實我也很害怕當自己變得旁若無人時，身邊的人會紛紛離我遠去，或者在我背後竊竊私語、說我的壞話。總之，隨時警惕自己這點我認為是好事，但是我還有過度謙虛的傾向，每天會對身邊的人千叮嚀萬交代：「要是我有因為書賣得不錯而出現態度上的轉變，請一定、務必要告訴我。」像我這次就有受男友的請託短暫出席某場活動，後來在和他的對話中我又有再度提及，「要是我有變得和以前不一樣，一定要告訴我」，結果男友突然說：「喔！有一件事情！」原來是那場活動的主辦單位一直到活動當天都不告訴我活動計畫、行程表、時間安排等，最後甚至還是我自己主動聯繫他們，所以搞得我怒火中燒，但就算今天我不是作者，而是出版社的職員，相信一定也會對於這樣的處事態度感到火冒三丈，所以我有因為這件事情而對男友發脾氣，男友說他當下有從我的態度中感覺到，「他們竟敢如此這般對待我？」

醫生 所以妳其實並沒有這樣想嗎？

我 對，所以我很訝異，我一邊向他解釋自己並沒有和以前不同，一邊嚎啕大哭，男友也安慰我說：「我知道妳沒有變，只是從當時的說話口氣中有短暫感受到這樣的感覺，是因為妳叫我要告訴妳所以我才說的，並不表示妳真的有變。」我哭了好久，心情才好不容易有點平復。然後我開始思考自己生氣的原因，雖然我口口聲聲說著假如我有態度上的轉變，希望他可以提醒我，但其實我是希望能聽到他說我沒有任何改變，所以當我聽到他的指控時才會如此崩潰。我們過了一小時候才又重新對話，我告訴他其實我並不想要聽到自己變了的消息，而且其實只要重新檢討自己是否真有改變，若有就盡早改正即可，也不曉得這件事情有什麼好令我感到晴天霹靂的，所以當時我告訴自己：「人都會變，要是有人說妳變了，改就好了！」

醫生 人要是一成不變才奇怪，對吧？先撇開自己在社會上發展得好或壞，像妳經過這段期間的治療，也有說自己有哪些地方變得和以前不一樣了，不是嗎？不論如何終究都是有變啊，只是往好的方向改變而已。總之，現在是因為妳出名了，所以才會有人找妳去參加活動，儘管妳針對其他部分生氣，他們也自然會認為「果然是知名作家所以會這樣」。

我 對，所以我有對男友說，要是我只是出版社的小職員，對方可能會單純認為我在不爽，但是因為有作者這個頭銜，所以我總是擔心對方會不會心想：「她一定是因為紅了，所以開始囂張。」可能我的舉動並沒有那樣的意思，卻會被別人解讀成「這人怎麼變成這樣」。不過這次的我也算是有好好克服，對吧？

醫生 嗯，而且剛剛妳說得很好，即使真的發現自己變了，只要**承認並改**掉自己變討厭的部分即可。

我 對，以前的我要是聽到這種話會認為自己被全盤否定，也會認為再也無法挽回、於事無補，甚至心想：「我已經變成這種人了，再也不能扭轉翻身，在別人心目中一定留下這樣的印象。」

醫生 要是有哪些地方變了，改掉就是了，而且只要是人都會變，總之，妳做得很好。

我 嗯，感覺自己的狀態有一直變好，所以很開心。

對於不斷在改進的自己給予肯定

我曾經狂妄自大過，所以不想再重蹈覆轍，曾經驕傲自滿又自私過，所以想要謙虛、善解人意，當個利他者。既然打從一開始我就不是性本善，那麼不論是從自己還是她人身上，都得要透過經驗學習、修正，才有辦法向前邁進吧。

我感受過空虛，所以知道要如何安撫這樣的空虛感；同樣地，我也因為大部分時間都感到憂鬱，所以可以找出讓自己不憂鬱的方法。但是我知道憂鬱這種東西隨時都有可能自然而然地找上門，不，我其實是斷定它再也不會找上我，所以我吃藥、閱讀、哭泣、站在頂樓陽臺向下俯瞰遙遠的地面、感受自殘的衝動甚至執行自殘。

與其努力去接受不完美的自己，不如停止用負面的眼光看待自己。我發現自己其實也有許多發光發熱的部分，只是過去一直都沒去觀看這些部分而已。**假如過去的我，一直只有在內心荒蕪淒涼的部分裡打滾，那麼從今以後，我將練習在內心開朗明亮、綠意盎然的空間停留。**我相信如今的我已經能做到。這一切都會是讓自己活下去的努力，不論如何，相信自己是最重要的。

總之，人生還是會繼續走下去

現在的我，沒什麼特別有營養價值的想法，但也不至於空無想法。日子裡沒有領悟到任何意義，就這樣一天又一天地過著，也沒有特別激烈的情緒波動或事件發生。時而無聊，時而自在。

我總在想，要是繼續過著這樣的日子，最後會變成什麼樣子？我會變老，同樣的日子會重複上演，我的思想可能會停滯不前，四周也可能築著一道又一道的高牆。然後我只會和對我死心塌地的人往來，在廣闊無邊的世界裡與無數個他人擦肩而過，最後煢煢孤立。認為這樣的人生不怎麼樣的我其實更不怎麼樣，甚至發現自己沒什麼計畫、意欲與好奇心，就是個沒有特別想做之事的人，打從娘胎出生就是個既無聊又無趣的人類。

要走入某個空間本身就可能是一大挑戰，要面對某人也可能比現在更加困難，我開始思考自己想要過什麼樣的人生、成為什麼樣的人，以及現在的我究竟是處於什麼樣的狀態。距離相當遙遠，意欲則顯示為零。我一邊懷疑自己是否會產生好奇心，一邊吃著藥、接受治療。

我　您好。

醫生　妳好。妳有去刺青了嗎？

我　有，我刺了三個地方，是不是很可愛？

醫生　滿可愛的耶，刺青時的疼痛感有辦法忍受嗎？

我　一開始刺兩個地方時幾乎感受不到疼痛，上次我不是去刺大嘴巴（我家愛狗）在手臂中央嗎？這次要繼續刺我們家另外兩隻狗，秀智和浮腫，所以有延伸到手臂內側，痛死我了，因為每個部位的疼痛程度都不一樣，刺的當下我的手都在發抖。

醫生　都沒有後悔過嗎？

我　沒有，我很滿意這次的刺青。

醫生　（看著我的手腕）是「Hunger」嗎？

我　對，這是我很喜歡的一本書，也是我很喜歡的單字。我這是按照書封上的書名字體刺的。

醫生　很漂亮耶。那最近生活過得怎麼樣呢？

我　這星期只有去運動兩次，但是今天會再去運動，所以等於還是有遵守「每週運動三次以上」的自我承諾，沒什麼問題。這星期有吃得比較多一點，昨天有去健身房做過 BIA 測量，發現肌肉量有減少，不過好險體脂肪沒有增加。相較於前幾週，這星期有順利達成計畫，專欄也有在期限內交出稿子，第二本書也有按進度籌備中。

醫生　看來妳這星期做了滿多事情。

我　對，這星期滿忙的，刺青也得出門去某個地方進行，而且我吃東西也變得不像之前在家裡暴飲暴食，而是選擇出門去吃好吃的食物。我很喜歡吃義大利馬鈴薯餃子（Gnocchi，又稱「玉棋」），就算價格有點貴，我也寧願選擇去比較道地又衛生的餐廳享用，所以吃得很滿意，一點也不會感到後悔。

醫生 那妳有寫飲食日記嗎？（感覺愈來愈像減肥諮商）

我 有，我有寫，這星期吃比較多。

醫生 妳如果可以將「計畫性的飲食」及「情緒性的飲食」分開做紀錄會更好，畢竟我們很常會因為心情不好而暴飲暴食，所以希望妳可以把情緒性的飢餓感與實際生理性的飢餓感區分開來做紀錄。

我 喔~好的，我會這麼做的。這星期剛好是在星期天和星期一的時候出現情緒性的飢餓，所以還好，沒什麼大礙，星期一那天有比較嚴重一點。

醫生 為什麼星期一的時候比較嚴重呢？

我 星期一早上一起床我就感到非常餓，本來不會這樣，而且星期天已經吃得比平常多，所以我一直惦記著隔天要飲食節制一點，於是心理壓力更大，導致出現想要不顧一切直接大吃大喝的強烈慾望。而且不知道為什麼，那天的體力很差，一直很難爬出床外，所以臨時取消掉那天的個人訓練，也沒能來醫院接受治療。

醫生 後來是隔了多久以後才出現好轉？

我 當天晚上九點左右才好轉的。

醫生 那隔了滿久的耶。可是就算行程都取消，妳應該還是會心想：「可是我還要出門、還要運動、還要遛狗」是吧？這時妳是覺得什麼事情都不想做嗎？

我 我有想到您對我說過「至少先去做了再說」這句話，所以有先去試著做做看，但最終還是出現「實在好不想做」的念頭。不過這星期依舊是忙碌的，因為有一直做一些耗體力的事情，甚至連閱讀的時間都沒有。

醫生 這聽起來是好事啊。

我 我目前正在將第二本書的錄音逐字稿做收尾，我會再整理好拿給您看，不過內容有點多。

醫生 整理這些錄音內容時，都沒有感受到痛苦嗎？或者又再次體驗到當時的感覺？

我 這倒沒有，我只覺得彷彿是在聽別人的故事一樣，整理第一本書的諮商內容時，我有很難過，因為會自我憐憫，甚至還有流淚，但是當我在整理第二本書的錄音檔時，反而有「唉，怎麼活得這麼累，真是個麻煩人」這樣的想法。我很開心自己可以保持一點距離去思考，但是另一方面又會心想：「既然不論如何還是要把書寫完，那麼與其又像第一本書一樣草草結束，不如好好做個收尾。」其實即使是現在，也不可能為了幫書做個結尾而寫下「我已經痊癒！」這樣的字句，更何況這也並不屬實。

醫生 是啊。

我 所以我有想了一下自己有哪幾點變得比以前好。首先是憂鬱感有控制住了，躲在棉被裡的時間幾乎不見，而且以前會有「今天還算活得下去」這樣的念頭，現在則是會想「今天有點累」，等於思考模式有了轉變。再來是我變得經常運用身體，以前有失眠困擾，如今只要感覺睏了就會自行入睡。就算煩惱某件事情，也不會再像以前一樣鑽牛角尖，會懂得適可而止，因為我知道這會是守護白我的方法。除此之外，還有思維變得更有彈性？變得會努力讓自己改掉以一小部分去判斷整體、以偏概全的習慣。然後自殺衝動有明顯減少許多，但是情緒還是很容易有起伏，也依舊心思細膩敏感。

醫生 很棒。

我 我覺得自己已經沒有什麼事情想對您說，接下來只要持續接受治療、吃藥，假如情況有逐漸好轉的話也會慢慢減少藥物，甚至可以達到順利調整情緒、不再需要來醫院的程度也不一定，對吧？內心恢復力會變得很好，也不再容易受人影響。總之，人生就是會一直這樣活下去，我這個人也不會變得多麼戲劇化。我可能會慢慢改變，也可能會重回原點。當我這樣暗自心想時（突然流淚），突然覺得最重要的還是要接受人生即是如此的事實。

醫生 當時的妳是妳，如今的妳也是妳。

我 嗯，都一樣是我。

醫生 是啊，總不可能當時的妳是錯的、現在的妳就一定是對的，這也很奇怪。

我 與其說是錯的，應該說是生病的。生病的我和稍微康復的我，至少這點我是區分得出來的。

醫生 但也有可能是這樣，有些人只有做一次刺青就覺得痛到要死掉，有些人則是刺了好多地方卻認為一點也不痛，就如同妳說的，很可能跟刺的部位有關，疼痛程度不一。以前的妳被人揍一下只覺得好痛，所以會心想：「我全身都好痛，看來我很弱。」但其實假如是其他部位被揍，很可能就不會感到疼痛，抑或是對方偏偏打在妳最弱的地方，所以使妳感到疼痛無比，而妳卻渾然不知。

我 您的意思是，我可能其他地方都很結實，只有最弱的部分遭受攻擊，自己卻不知道嗎？

醫生 對，妳光是發現「這裡雖然很痛，但自己還有其他結實的部分」這樣的事實，就已別具意義，正因為了解自己哪裡軟弱，才能夠進而去保護那個部分。

我 那麼我會想要再多找找自己比較強韌的部分，因為我總是聚焦在自己軟弱的地方。說個題外話，我很羨慕那些完全投入在某件事、喜歡並樂在其中的人，羨慕他們可以盡情、充滿熱情地投入。我當然也有喜歡的事物，但是我認為自己並沒有特別強烈熱中於某件事情，也可能是我還沒發掘。關於這點我覺得有點悲傷，我真的很羨慕不論別人怎麼說，依舊堅持自己熱中之事的人，儘管那件事情再怎麼微不足道也是，我羨慕他們可以大聲地說：「我就是喜歡！」所以我告訴自己，應該要更專注在這種心態上。

醫生　其實我非常喜歡「聖誕醜毛衣」（Ugly Sweater），但是從字面上便可看出這是一種很醜又俗氣的毛衣，有些款式因為顏色或圖案太誇張所以害我不敢入手，不過您看我這次買了這件（聖誕醜毛衣）。

我　一點也不醜啊，很漂亮呢。

醫生　我應該會不分早晚地一直穿到聖誕節那天，因為只能穿到那一天。

我　我從剛才就覺得這件毛衣顏色很好看。

真的嗎？謝謝。喔對，然後雖然說來有點尷尬，但我覺得自己活像個看破紅塵的人，其實每個人活著的方式都不盡相同，就算沒有特別喜歡什麼也能活得好好的，對吧？就只是普通地活著，適當地喜歡、厭倦。有些人一開始熱情如火，但是隔沒多久就瞬間冷掉，有些人則是走細水長流的路線，所以這不禁令我心想，難道我一定要瘋狂著迷於某件事情嗎（當然，我是很渴望自己可以有這種事情）？但假如我不是這種人就要否定自己嗎？不能按照現在的自己過日子嗎？其實我也很著迷於書，但是書這種東西很難拿出來說，我怕大家會認為我很做作，或者認為我在說謊，當對方問我「興趣是什麼？」的時候，我要是回答：「閱讀。」也會很容易被調侃：「咦？這裡可不是什麼面試場合喔～」

醫生 （笑）是啊。

我 最後，我不想要再貶低自己，如果停止去說那些貶低自己的言語，會有幫助嗎？

醫生 會的，妳所講的話很容易對你產生關聯性，等於是自己的發言會營造出自己的氛圍，舉例來說，假如妳講了一句：「這真是爛透了！」那麼與其用「爛透了」這個單字，不如用更具體的句子，就算不用用到六何法

（五W一H），也希望妳可以嘗試多用一些形容詞來為這種句子添肉，而不是只有簡單的好或壞、棒或爛，這樣就可以將自己的情感更具體化表達，也有助於妳理解自己。

我 那麼空虛感、無奈感是沒有辦法的嗎？醫生您也會有這樣的感受嗎？

醫生 孤獨感當然是會有的。

我 所以差別在於這種感覺會維持多久嗎？

醫生 其實這都是理所當然會有的感覺，正因為我們會感到孤單、空虛，所以才會與人維持關係、交往聯絡，也可透過定期性地做某件事情來降低孤單感。這是任何人都會有的情感，但是可能因為妳太常感受到這些情感，導致會有「又來了，怎麼我每天都這樣，我就是個孤單寂寞的人」這樣的念頭出現。不過，這些都是人類需要的情感，可以促使妳與人建立並維持關係。

我 所以您的意思是，我必須感受空虛、寂寞，才會有動力去與人相處、維持關係，這樣的說法倒是不錯。要是我自己一個人也活得開心滿足，應

醫生 該就不需要與人建立或維持關係了，也不必見任何人，是吧？

這其實是任何人都有、也很自然的情感，可總是自己帶入一些負面的感覺，導致妳看待這些情感時比較負面。

我 這倒不至於，因為有時候我還滿享受那種身體彷彿有個大洞一樣空蕩蕩的感覺，我都會默默接受，只是那種情緒持續個半天以上就會令我感到很痛苦。

醫生 也許妳的課題是如何讓那些情緒不要維持到半天以上。

我 雖然我不需要讓自己的心情總是維持在豐富澎湃的狀態，但是當我想要填滿心靈時，要用什麼方式去填補，或許我該思考一下這個問題，我會回去仔細想想的。

「就如同懷抱著傷痕過日子一樣」

抗憂鬱劑可以控制比較深又比較久的憂鬱感，多虧它，我的憤怒與快樂也一起變得又短又淺。最近我已經不再有氣到搥胸、開心到跳躍的情緒，但是憂鬱感減少並不代表凡事往負面思考的性格傾向也會跟著改變，當然，更不代表幸福感會提升。

我在日常生活裡老是會時不時地感到無聊、無力、空虛，內心像是被掏空一般，醫生說空虛感是非常自然的情感，如今我已經可以理解這句話的意思。讓我來打個比方吧，如果說前面所講的這些情感是一個洞好了，以前的我會想要盡可能將這個洞填滿，不論是自行填滿，還是藉由他人來填滿，但是現在的我知道，世界上的確存在著不會被任何人填滿的情感，甚至根本不需要去填滿、也不可能被填滿，而且是任何人都自然會有的情感。所以就好比擁抱著身上的傷痕繼續活下去一樣，只能試著去接納。現在的我，不知是否已經可以更加珍惜其他較為溫暖的情感。

這世界會變得更美好、更快樂嗎？雖然現在偶爾也會遇見那樣的瞬間，但日後會愈來愈多嗎？就像那些開朗、可愛、充滿活力的人一樣。不過，我還是不喜歡像現在這樣不怎麼憂鬱也不怎麼幸福，依舊沒有特別想做的事情，漫無目的地、得過且過。

尾聲

我已經不再討厭我自己

有一段時期，明明家裡只有我一人，我卻會因為討厭看見自己，所以把棉被從頭到腳蓋住，感受著想要用刺青畫滿全身的衝動，在昏暗處戴著眼鏡，將大部分的臉遮住才會感到心安。那段時期，我恨不得希望這個人不是我。

接受治療、出書以後得到的最大收穫是我變得不再討厭自己。接下來我也會繼續接納從我眼睛以及內心各角落所看見的自己，然後不再對自己說那些糟糕的言語。

我憑著有些故事對某些人來說很無聊，對某些人來說卻可以成為安慰的信念寫到這裡，我想要特別感謝單憑一個路人的內心黑暗故事與自己相似為由而閱讀至此的人，以及雖然與我是兩個世界卻願意嘗試傾聽的人，最後要感謝這一路走來幫助我可以成為我自己的醫生及身邊珍貴的親友。

希望有朝一日，能夠迎來這樣的一天——心理生病的人也能像呼吸一樣理所當然地去看病、不因此而遭受任何不利、周遭人士也不再將其視為是意志力薄弱的問題，讓看不見的內心傷痛可以和看得見的身體傷口相提並論。

野人家 202

雖然想死，但還是想吃辣炒年糕 2：
陪伴「輕鬱症」的你，與不完美的自己溫柔和解
【與精神科醫師的 14 週療癒對話】

作　　者　白洸嬉
譯　　者　尹嘉玄
社　　長　張瑩瑩
總 編 輯　蔡麗真
編　　輯　蔡欣育
校　　對　林昌榮
行銷企劃　林麗紅
封面設計　萬勝安
內頁排版　劉孟宗

出　　版　野人文化股份有限公司
發　　行　遠足文化事業股份有限公司
地址：231 新北市新店區民權路 108-2 號 9 樓
電話：(02) 2218-1417　傳真：(02) 8667-1065
電子信箱：service@bookrep.com.tw
網址：www.bookrep.com.tw
郵撥帳號：19504465 遠足文化事業股份有限公司
客服專線：0800-221-029

讀書共和國出版集團
社長：郭重興
發行人：曾大福

法律顧問　華洋法律事務所蘇文生律師
印　　製　成陽印刷股份有限公司
初版 1刷　2020 年 3 月
初版12刷　2023 年 4 月

歡迎團體訂購，另有優惠價，請洽業務部（02）2218-1417　分機 1124

國家圖書館出版品預行編目 (CIP) 資料

雖然想死，但還是想吃辣炒年糕 . 2：陪伴「輕鬱症」的你，與不完美的自己溫柔和解（與精神科醫師的 14 週療癒對話）/ 白洸嬉著；尹嘉玄譯．初版．新北市：野人文化出版：遠足文化發行，2020.03
224 面；13×19 公分
ISBN 978-986-384-415-0(平裝)
1. 憂鬱症 2. 病人 3. 心理治療

415.985　　109000912

野人文化 官方網站

野人文化 讀者回函